中国古医籍整理丛书

医案梦记

清·徐守愚　撰

辛智科　焦振廉　校注

中国中医药出版社

·北　京·

图书在版编目（CIP）数据

医案梦记/（清）徐守愚撰；辛智科，焦振廉校注．—北京：中国中医药出版社，2015.1（2020.11重印）
（中国古医籍整理丛书）
ISBN 978-7-5132-2021-7

Ⅰ.①医…　Ⅱ.①徐…②辛…③焦…　Ⅲ.①医案-汇编-中国-清　Ⅳ.①R249.49

中国版本图书馆CIP数据核字（2014）第208864号

中国中医药出版社出版
北京经济技术开发区科创十三街31号院二区8号楼
邮政编码　100176
传真　010 64405750
廊坊市祥丰印刷有限公司印刷
各地新华书店经销
*
开本 710×1000　1/16　印张 10　字数 80 千字
2015年1月第1版　2020年11月第2次印刷
书　号　ISBN 978-7-5132-2021-7
*
定价　30.00元
网址　www.cptcm.com

社长热线　010 64405720
购书热线　010 64065415　010 64065413
微信服务号　zgzyycbs
书店网址　csln.net/qksd/
官方微博　http://e.weibo.com/cptcm
淘宝天猫网址　http://zgzyycbs.tmall.com

国家中医药管理局
中医药古籍保护与利用能力建设项目
组织工作委员会

主 任 委 员 王国强

副主任委员 王志勇 李大宁

执行主任委员 曹洪欣 苏钢强 王国辰 欧阳兵

执行副主任委员 李 昱 武 东 李秀明 张成博

委 员

各省市项目组分管领导和主要专家

（山东省）武继彪 欧阳兵 张成博 贾青顺

（江苏省）吴勉华 周仲瑛 段金廒 胡 烈

（上海市）张怀琼 季 光 严世芸 段逸山

（福建省）阮诗玮 陈立典 李灿东 纪立金

（浙江省）徐伟伟 范永升 柴可群 盛增秀

（陕西省）黄立勋 呼 燕 魏少阳 苏荣彪

（河南省）夏祖昌 刘文第 韩新峰 许敬生

（辽宁省）杨关林 康廷国 石 岩 李德新

（四川省）杨殿兴 梁繁荣 余曙光 张 毅

各项目组负责人

王振国（山东省） 王旭东（江苏省） 张如青（上海市）

李灿东（福建省） 陈勇毅（浙江省） 焦振廉（陕西省）

蔡永敏（河南省） 鞠宝兆（辽宁省） 和中浚（四川省）

项目专家组

顾　问　马继兴　张灿玾　李经纬

组　长　余瀛鳌

成　员　李致忠　钱超尘　段逸山　严世芸　鲁兆麟
郑金生　林端宜　欧阳兵　高文柱　柳长华
王振国　王旭东　崔　蒙　严季澜　黄龙祥
陈勇毅　张志清

项目办公室（组织工作委员会办公室）

主　任　王振国　王思成

副主任　王振宇　刘群峰　陈榕虎　杨振宁　朱毓梅
刘更生　华中健

成　员　陈丽娜　邱　岳　王　庆　王　鹏　王春燕
郭瑞华　宋咏梅　周　扬　范　磊　张永泰
罗海鹰　王　爽　王　捷　贺晓路　熊智波

秘　书　张丰聪

前 言

中医药古籍是传承中华优秀文化的重要载体，也是中医学传承数千年的知识宝库，凝聚着中华民族特有的精神价值、思维方法、生命理论和医疗经验，不仅对于传承中医学术具有重要的历史价值，更是现代中医药科技创新和学术进步的源头和根基。保护和利用好中医药古籍，是弘扬中国优秀传统文化、传承中医学术的必由之路，事关中医药事业发展全局。

1949 年以来，在政府的大力支持和推动下，开展了系统的中医药古籍整理研究。1958 年，国务院科学规划委员会古籍整理出版规划小组在北京成立，负责指导全国的古籍整理出版工作。1982 年，国务院古籍整理出版规划小组召开全国古籍整理出版规划会议，制定了《古籍整理出版规划（1982—1990）》，卫生部先后下达了两批 200 余种中医古籍整理任务，掀起了中医古籍整理研究的新高潮，对中医文化与学术的弘扬、传承和发展，发挥了极其重要的作用，产生了不可估量的深远影响。

2007 年《国务院办公厅关于进一步加强古籍保护工作的意见》明确提出进一步加强古籍整理、出版和研究利用，以及

“保护为主、抢救第一、合理利用、加强管理”的方针。2009年《国务院关于扶持和促进中医药事业发展的若干意见》指出，要“开展中医药古籍普查登记，建立综合信息数据库和珍贵古籍名录，加强整理、出版、研究和利用”。《中医药创新发展规划纲要（2006—2020）》强调继承与创新并重，推动中医药传承与创新发展。

2003~2010年，国家财政多次立项支持中国中医科学院开展针对性中医药古籍抢救保护工作，在中国中医科学院图书馆设立全国唯一的行业古籍保护中心，影印抢救濒危珍本、孤本中医古籍1640余种；整理发布《中国中医古籍总目》；遴选351种孤本收入《中医古籍孤本大全》影印出版；开展了海外中医古籍目录调研和孤本回归工作，收集了11个国家和2个地区137个图书馆的240余种书目，基本摸清流失海外的中医古籍现状，确定国内失传的中医药古籍共有220种，复制出版海外所藏中医药古籍133种。2010年，国家财政部、国家中医药管理局设立“中医药古籍保护与利用能力建设项目”，资助整理400余种中医药古籍，并着眼于加强中医药古籍保护和研究机构建设，培养中医古籍整理研究的后备人才，全面提高中医药古籍保护与利用能力。

在此，国家中医药管理局成立了中医药古籍保护和利用专家组和项目办公室，专家组负责项目指导、咨询、质量把关，项目办公室负责实施过程的统筹协调。专家组成员对古籍整理研究具有丰富的经验，有的专家从事古籍整理研究长达70余年，深知中医药古籍整理研究的重要性、艰巨性与复杂性，履行职责认真务实。专家组从书目确定、版本选择、点校、注释等各方面，为项目实施提供了强有力的专业指导。老一辈专家的学术水平和智慧，是项目成功的重要保证。项目承担单位山东中医药大学、南京中医药大学、上海中医药大学、福建中医药大学、浙江省中医药研究院、陕西省中医药研究院、河南省中医药研究院、辽宁中医药大学、成都中医药大学及所在省市中医药管理部门精心组织，充分发挥区域间互补协作的优势，并得到承担项目出版工作的中国中医药出版社大力配合，全面推进中医药古籍保护与利用网络体系的构建和人才队伍建设，使一批有志于中医学术传承与古籍整理工作的人才凝聚在一起，研究队伍日益壮大，研究水平不断提高。

本着“抢救、保护、发掘、利用”的理念，该项目重点选择近60年未曾出版的重要古医籍，综合考虑所选古籍的保护价值、学术价值和实用价值。400余种中医药古籍涵盖了医经、基础理论、诊法、伤寒金匮、温病、本草、方书、内科、外科、女科、儿科、伤科、眼科、咽喉口齿、针灸推拿、养生、医案医话医论、医史、临证综合等门类，跨越唐、宋、金元、明以迄清末。全部古籍均按照项目办公室组织完成的行业标准《中医古籍整理规范》及《中医药古籍整理细则》进行整理校注，绝大多数中医药古籍是第一次校注出版，一批孤本、稿本、抄本更是首次整理面世。对一些重要学术问题的研究成果，则集中收录于各书的“校注说明”或“校注后记”中。

“既出书又出人”是本项目追求的目标。近年来，中医药古籍整理工作形势严峻，老一辈逐渐退出，新一代普遍存在整理研究古籍的经验不足、专业思想不坚定等问题，使中医古籍整理面临人才流失严重、青黄不接的局面。通过本项目实施，搭建平台，完善机制，培养队伍，提升能力，经过近5年的建设，锻炼了一批优秀人才，老中青三代齐聚一堂，有效地稳定了研究队伍，为中医药古籍整理工作的开展和中医文化与学术的传承提供必备的知识和人才储备。

本项目的实施与《中国古医籍整理丛书》的出版，对于加强中医药古籍文献研究队伍建设、建立古籍研究平台，提高古籍整理水平均具有积极的推动作用，对弘扬我国优秀传统文化，推进中医药继承创新，进一步发挥中医药服务民众的养生保健与防病治病作用将产生深远影响。

第九届、第十届全国人大常委会副委员长许嘉璐先生，国家卫生计生委副主任、国家中医药管理局局长、中华中医药学会会长王国强先生，我国著名医史文献专家、中国中医科学院马继兴先生在百忙之中为丛书作序，我们深表敬意和感谢。

由于参与校注整理工作的人员较多，水平不一，诸多方面尚未臻完善，希望专家、读者不吝赐教。

国家中医药管理局中医药古籍保护与利用能力建设项目办公室

二〇一四年十二月

许 序

“中医”之名立，迄今不逾百年，所以冠以“中”字者，以别于“洋”与“西”也。慎思之，明辨之，斯名之出，无奈耳，或亦时人不甘泯没而特标其犹在之举也。

前此，祖传医术（今世方称为“学”）绵延数千载，救民无数；华夏屡遭时疫，皆仰之以度困厄。中华民族之未如印第安遭染殖民者所携疾病而族灭者，中医之功也。

医兴则国兴，国强则医强。百年运衰，岂但国土肢解，五千年文明亦不得全，非遭泯灭，即蒙冤扭曲。西方医学以其捷便速效，始则为传教之利器，继则以“科学”之冕畅行于中华。中医虽为内外所夹击，斥之为蒙昧，为伪医，然四亿同胞衣食不保，得获西医之益者甚寡，中医犹为人民之所赖。虽然，中国医学日益陵替，乃不可免，势使之然也。呜呼！覆巢之下安有完卵？

嗣后，国家新生，中医旋即得以重振，与西医并举，探寻结合之路。今也，中华诸多文化，自民俗、礼仪、工艺、戏曲、历史、文学，以至伦理、信仰，皆渐复起，中国医学之兴乃属必然。

迄今中医犹为国家医疗系统之辅，城市尤甚。何哉？盖一则西医赖声、光、电技术而于20世纪发展极速，中医则难见其进。二则国人惊羡西医之“立竿见影”，遂以为其事事胜于中医。然西医已自觉将入绝境：其若干医法正负效应相若，甚或负远逾于正；研究医理者，渐知人乃一整体，心、身非如中世纪所认定为二对立物，且人体亦非宇宙之中心，仅为其一小单位，与宇宙万象万物息息相关。认识至此，其已向中国医学之理念“靠拢”矣，虽彼未必知中国医学何如也。唯其不知中国医理何如，纯由其实践而有所悟，益以证中国之认识人体不为伪，亦不为玄虚。然国人知此趋向者，几人？

国医欲再现宋明清高峰，成国中主流医学，则一须继承，一须创新。继承则必深研原典，激清汰浊，复吸纳西医及我藏、蒙、维、回、苗、彝诸民族医术之精华；创新之道，在于今之科技，既用其器，亦参照其道，反思己之医理，审问之，笃行之，深化之，普及之，于普及中认知人体及环境古今之异，以建成当代国医理论。欲达于斯境，或需百年欤？予恐西医既已醒悟，若加力吸收中医精粹，促中医西医深度结合，形成21世纪之新医学，届时“制高点”将在何方？国人于此转折之机，能不忧虑而奋力乎？

予所谓深研之原典，非指一二习见之书、千古权威之作；就医界整体言之，所传所承自应为医籍之全部。盖后世名医所著，乃其秉诸前人所述，总结终生行医用药经验所得，自当已成今世、后世之要籍。

盛世修典，信然。盖典籍得修，方可言传言承。虽前此50余载已启医籍整理、出版之役，惜旋即中辍。阅20载再兴整理、出版之潮，世所罕见之要籍千余部陆续问世，洋洋大观。

今复有“中医药古籍保护与利用能力建设”之工程，集九省市专家，历经五载，董理出版自唐迄清医籍，都400余种，凡中医之基础医理、伤寒、温病及各科诊治、医案医话、推拿本草，俱涵盖之。

噫！璐既知此，能不胜其悦乎？汇集刻印医籍，自古有之，然孰与今世之盛且精也！自今而后，中国医家及患者，得览斯典，当于前人益敬而畏之矣。中华民族之屡经灾难而益蕃，乃至未来之永续，端赖之也，自今以往岂可不后出转精乎？典籍既蜂出矣，余则有望于来者。

谨序。

第九届、十届全国人大常委会副委员长

許嘉璐

二〇一四年冬

王 序

中医学是中华民族在长期生产生活实践中，在与疾病作斗争中逐步形成并不断丰富发展的医学科学，是中国古代科学的瑰宝，为中华民族的繁衍昌盛作出了巨大贡献，对世界文明进步产生了积极影响。时至今日，中医学作为我国医学的特色和重要医药卫生资源，与西医学相互补充、相互促进、协调发展，共同担负着维护和促进人民健康的任务，已成为我国医药卫生事业的重要特征和显著优势。

中医药古籍在存世的中华古籍中占有相当重要的比重，不仅是中医学术传承数千年最为重要的知识载体，也是中医为中华民族繁衍昌盛发挥重要作用的历史见证。中医药典籍不仅承载着中医的学术经验，而且蕴含着中华民族优秀的思想文化，凝聚着中华民族的聪明智慧，是祖先留给我们的宝贵物质财富和精神财富。加强对中医药古籍的保护与利用，既是中医学发展的需要，也是传承中华文化的迫切要求，更是历史赋予我们的责任。

2010 年，国家中医药管理局启动了中医药古籍保护与利用能力建设项目。这既是传承中医药的重要工程，也是弘扬优秀民族文化的重要举措，不仅能够全面推进中医药的有效继承和创新发展，为维护人民健康做出贡献，也能够彰显中华民族的璀璨文化，为实现中华民族伟大复兴的中国梦作出贡献。

相信这项工作一定能造福当今，嘉惠后世，福泽绵长。

国家卫生和计划生育委员会副主任

国家中医药管理局局长

中华中医药学会会长

王国强

二〇一四年十二月

马 序

新中国成立以来，党和国家高度重视中医药事业发展，重视古籍的保护、整理和研究工作。自1958年始，国务院先后成立了三届古籍整理出版规划小组，分别由齐燕铭、李一氓、匡亚明担任组长，主持制订了《整理和出版古籍十年规划(1962—1972)》《古籍整理出版规划（1982—1990)》《中国古籍整理出版十年规划和“八五”计划（1991—2000)》等，而第三次规划中医药古籍整理即纳入其中。1982年9月，卫生部下发《1982—1990年中医古籍整理出版规划》，1983年1月，中医古籍整理出版办公室正式成立，保证了中医古籍整理出版规划的实施。2002年2月，《国家古籍整理出版“十五”(2001—2005）重点规划》经新闻出版署和全国古籍整理出版规划领导小组批准，颁布实施。其后，又陆续制定了国家古籍整理出版“十一五”和“十二五”重点规划。国家财政多次立项支持中国中医科学院开展针对性中医药古籍抢救保护工作，文化部在中国中医科学院图书馆专门设立全国唯一的行业古籍保护中心，国家先后投入中医药古籍保护专项经费超过3000万元，影印抢救濒危珍、善、孤本中医古籍1640余种，开展了海外中医古籍目录调研和孤本回归工作。2010年，国家财政部、国家中医药管理局安排国家公共卫生专项资金，设立了“中医药古籍保护与利用能力建设项目”，这是继1982~1986年第一批、第二批重要中医药古籍整理之后的又一次大规模古籍整理工程，重点整理新中国成立后未曾出版的重要古籍，目标是形成并普及规范的通行本、传世本。

为保证项目的顺利实施，项目组特别成立了专家组，承担咨询和技术指导，以及古籍出版之前的审定工作。专家组中的许多成员虽逾古稀之年，但老骥伏枥，孜孜不倦，不仅对项目进行宏观指导和质量把关，更重要的是通过古籍整理，以老带新，言传身教，培养一批中医药古籍整理研究的后备人才，促进了中医药古籍保护和研究机构建设，全面提升了我国中医药古籍保护与利用能力。

作为项目组顾问之一，我深感中医药古籍保护、抢救与整理工作的重要性和紧迫性，也深知传承中医药古籍整理经验任重而道远。令人欣慰的是，在项目实施过程中，我看到了老中青三代的紧密衔接，看到了大家的坚持和努力，看到了年轻一代的成长。相信中医药古籍整理工作的将来会越来越好，中医药学的发展会越来越好。

欣喜之余，以是为序。

中国中医科学院研究员

马继兴

二〇一四年十二月

校注说明

《医案梦记》，清代徐守愚撰。

徐守愚，字锦城，号聊尔居士，诸暨（今属浙江绍兴）人，清代医家，约生于清嘉庆二十年（1815），卒于清光绪三年（1877）。徐守愚早年习儒，后业医，主要在嵊州及新昌一带行医。《医案梦记》系其子徐子麐整理其父医案，另附“经验方法一百二十余方”及本人医案而成。诸案以诊治时间为序，不分门类，病证涉及内、外、妇、儿及外感等。今存清光绪二十三年（1897）刻本及民国九年（1920）裘庆元补刻本。

此次整理以清光绪二十三年（1897）刻本为底本，以民国九年（1920）裘庆元补刻本（简称“裘本”）为主校本。校勘以对校为主，参用本校、他校，慎用理校。

1. 采用简体横排形式，用新式标点，对原文重新加以标点。

2. 凡底本中繁体字、俗字、异体字，予以径改，不出注。底本中古字、通假字，原文不改，于首见处出注说明。难字、生僻字酌加注释。

3. 原书中药物字形不规范者，除药物异名外，均以药物规范字律齐。

4. 原书眉批移于相应正文下，用另体小字，前加“［批］”。

5. 凡底本中有明显误脱衍倒之处，有校本或他校资料可据者，据校本或他校资料改；无校本或他校资料可据者，据文义或文例改，均出校说明。

6. 凡底本中文字有疑义，无校本或他校资料可据，难定是非者，出校存疑，或注明倾向性意见。

7. 原文中典故，简注其意义，并注明出处，其习见者仅注出处。

8. 原书中引用前代文献，出注说明。其中引用与原文无差者，用“语出”；引用与原文有出入者，用“语本”；凡称引自某书而某书不见反见于他书者，或暗用前人文字者，用“语见”。

9. 原书中地名、人名、书名、药名及专业术语相对生疏者，酌予简注。

10. 原书中方位词“左”“右”，表示前后文者，径改为“下”“上”。

11. 原书凡例中各条及正文方前原有“—”，今一并删去。

12. 原书作者自序题为“医案梦记”，吴序题为“医案梦记序”，王序题为“医案梦记卷后附案序”，今分别改为自序、吴序、王序。

13. 原书凡例前有“医案梦记”四字，今删去。

14. 原书无总目，有卷目，今删去卷目，据卷目新编总目，置于正文前，与各卷篇题对勘并保持一致。

15. 原书各卷卷题下有“暨阳徐守愚氏著，陈祖彝丹厓、五品衔嵊县典史阳羡孙文涛兰圃、王正本黼亭鉴定，裘振箕亦樵、袁殿燮和夫、赵荣恩苇芗氏、刘遐年子余、薛炳文子寅同校，男子麐小愚述编，偕胞弟小泉、立，率子圣聪，同学朱云樵、沈筱泉校字”题署，卷末有“医案梦记卷某终”字样，今一并删去。

16. 原书各案多有诊治时间，或有注于题下，或注于案末，今统一置于篇题下。

王 序

宋儒臣罗大经[①]曰：愿天常生好人，愿人常作好事[②]。余极爱斯言，诵不释口，惟资以自治，犹且乐为同志者劝。夫[③]人之好事，固非一端，而要之医道其最大也。吾观暨阳徐君守愚先生，好学多博，因不得志，遂弃儒专医，临证之下[④]，著有《医案梦记》二卷。案中论证义精理达，用方亦必法古今。其嗣君小愚克承厥志，世其业，又能将是案付梓以公世，附其自案若干，问序于余。余思先生入剡数十年，寿至古稀，活人不可胜计，功已伟矣，又将是案行诸海内，传之奕世[⑤]，庶几寿世寿民，而先生之德泽为何如也？盖闻君子乐道人之善[⑥]，何能于此靳[⑦]一词耶？愿阅是案者慎勿以此为易事哉。余虽不敏，故为之序云。

时光绪二十三年春王日剡北王正本黼亭甫顿首拜撰

① 罗大经：南宋吉水（今属江西）人，字景纶，号儒林，博极群书，著有《易解》《鹤林玉露》等。

② 愿天常……作好事：语本《鹤林玉露》卷二甲编。

③ 夫：原作“失”，据裘本改。

④ 下：疑为“暇”。

⑤ 奕世：累世。

⑥ 乐道人之善：典出《论语·季氏》：“益者三乐……乐节礼乐，乐道人之善，乐多贤友，益矣。”

⑦ 靳：吝惜。

吴序

太史公作《扁鹊传》，陈承祚[1]作《华元化传》，即后世验方医案之权舆[2]也。我乡守愚先生好通诗文楷法，皆有程式，中年以后旁通歧[3]黄，以医学流寓于剡，辄随手活人，至今犹称道勿衰。所著医案二卷，皆仿古法而坿[4]以新意，故见效尤速而神。近世医道之陋也，目不睹古人精诣之书，心不谙气运生克之数，取坊间陋俗之本，约略识之于胸，便出而问世，其害何堪胜道？今观先生所著，其恪守古法，不失尺寸，如程不识[5]、武乡侯[6]之行军，纪律井然。令嗣[7]小愚能世[8]其业，想所得于趋庭[9]间者固有异闻耶？医案虽吉光片羽[10]，小愚什袭[11]而藏之者二十余稔，将欲出以问世，质之于余。呜呼！小愚可

① 陈承祚：即陈寿，字承祚，巴西安汉（今四川南充）人，蜀汉时曾任卫将军主簿等职，入晋后历任著作郎、长平太守、治书待御史，著有《三国志》。此下“《华元化传》”即《三国志·魏书·华佗传》。

② 权舆：起始。典出《诗经·秦风·权舆》。

③ 歧：同“岐”，指岐伯。《姓觿·支韵》：“岐，一作‘歧’。”

④ 坿：同“附”，增益。《说文解字·土部》：“坿，益也。”

⑤ 程不识：汉武帝时将军，与李广并称名将，行军作战纪律严明。事见《史记·李将军列传》。

⑥ 武乡侯：即诸葛亮，蜀汉建兴元年（223），后主刘禅封诸葛亮为武乡侯，领益州牧。

⑦ 令嗣：对他人之子的美称。

⑧ 世：继承。

⑨ 趋庭：父亲的教育。典出《论语·季氏》。趋，快步走。

⑩ 吉光片羽：喻遗存的珍贵之物。吉光，传说中神兽名，皮可为裘。《西京杂记》卷一：“武帝时西域献吉光裘，入水不濡，上时服此裘以听朝。”片羽，（吉光的）小片羽毛。

⑪ 什袭：重重包裹，表示珍惜而秘藏。袭，层。

谓式谷似之[1]者非耶？

光绪二十一年岁次乙未小春[2]之吉

暨阳吴忠怀亮公甫识于古剡城中二戴书院[3]

---

① 式谷似之：谓以善道教子而使之向善。典出《诗经·小雅·小宛》。谷，善。

② 小春：古时称夏历十月为“小春”，亦指夏历八月。

③ 二戴书院：书院名，在浙江嵊县，祀晋代戴逵、戴颙父子。

自序

戊辰[①]夏，余作《医案梦记》。或问曰：记梦中医案乎？抑记医案如梦中事乎？余曰：人生斯世，不过一大梦。昔宗芥子谓既梦还须寻好梦，示不忌也。余医案亦大梦中事耳，记之差胜[②]寻之，直示不忘云尔。余自道光己酉岁弃儒业医，自暨[③]而嵊[④]而新昌[⑤]，已二十有余年矣。其间临证施治，有对证而即愈者，有不对证而不愈者，有幸愈而垂危复生者，俱可按日稽也。而未尝自存一案，所恃者精力未衰，犹能强记，每当神怡务间[⑥]之际，抚今思昔，如某也病内伤，用某药，某也病外感，用某药，或得或失，俱历历在目，而莫之或遗，犹之生平几首文字，时往来于心，不展卷而自知焉。无如岁月消磨，光阴迅速，一转瞬而行年五十有三矣。回忆从前若何临证，若何施治，若不知其得失也者而忘之。沉思间，精神稍倦，凭几而卧，忽得一梦，见老人披葛[⑦]而来，手执葵扇，潇洒出尘，语余曰：子欲知得失，曷[⑧]自存医案？古人云失之东隅，收之桑榆，未为晚也。余应之曰：然，敬受教。问先生何人，乃挥扇而笑，

---

① 戊辰：清同治七年，即1868年。
② 差胜：略胜。差，略略。
③ 暨：诸暨，地名，今属浙江。
④ 嵊：嵊州，地名，今属浙江。
⑤ 新昌：地名，今属浙江。
⑥ 间：同“闲”。《集韵·山韵》：“间，安也。”
⑦ 葛：葛布所制的衣服。葛，植物名，纤维可制夏衣。
⑧ 曷：同“盍”，何不。

曰：子读《灵》《素》，宗仲景，儒而医，医而右者也。我崇祯①间人，以选举入都，卒无所成，遂专于医，年百有三十，子可思而得之，何必与言姓名哉？飘然而去，言犹在耳。有就诊者突如其来，云：先生尚熟睡耶？余闻而梦觉，默思古来名医，年百有三十者，只喻嘉言先生一人，相传往西方成佛，余梦所见者非斯人耶？因忆辛酉②岁，余于吕月汀家晤刘翁安亭，清谈之余，卒然告余曰：秋间吾地有郭姓者病，设乩焚疏③，请喻嘉言先生下坛施药。有他仙赴乩者，不详姓氏，但云喻公往西方已久，我大会而旋，道经于此，故下降焉。执是以思喻公成佛之说，非无据矣。一在天之涯，一在地之角，何由令人梦见耶？意者仙家袖里乾坤，咫尺间五湖四海，佛与仙异途同道，喻公自西而南，不下数千里，其亦犹咫尺耶？是耶非耶？其信然耶？抑梦所见者非其真耶？然而余无是梦，不知存医案，乌从知得失？故事近诞谩而情却真挚。自来南柯、黄粱诸梦，自有而无，总成幻境。余《医案梦记》则因梦成案，自无而有，实境也，非幻境也，爰书数语于简端，庶见余案者知余存案之繇④，即知余存案之意也夫。

时届同治七年岁次戊辰仲夏之吉⑤

浣江⑥聊尔居士徐守愚甫识于剡城西仓寓舍之醉月处

---

① 崇祯：明思宗年号，1682～1644。

② 辛酉：清咸丰十一年，即1861年。

③ 设乩（jī机）焚疏：向鬼神卜问吉凶。乩，一种占卜方法。疏，僧道拜忏时焚化的祷文。

④ 繇：通“由”。《说文通训定声·屯部》：“繇，叚借为‘由’。”

⑤ 吉：古时称每月初一日为“吉”。

⑥ 浣江：浦阳江流经浙江诸暨城关的河段。

凡 例

是案也，非敢曰医理只如是焉，乃吾先君记此以稽平日临证之得失，故多不以笔墨工拙为事。

是案也，先君因梦见喻嘉言先生指示存案，始于戊辰，止于丙子，厥后精力渐衰，故不复记焉。

是案也，以古方治今病，效如响应，非敢曰时方不足重，要知古法既善，奚必别寻穿凿焉？

是案也，遇内伤寒热交作，首重调营卫，交阴阳，仲圣心法焉。乃案中用方虽有加减进退，非敢曰古法之可易，乃活法在乎人，然亦必寓阴阳互根之道，庶谓其义不忒。

是案也，原为济世起见，非敢曰补先哲之未备，乃作他山片石①视，未始不无临证之一助。

是案也，内伤居多，时俗不知内伤病因，佥②曰内伤莫医，医者亦曰内伤难愈，故近今医家多有不用功于内伤，俾患内伤者含冤莫伸，是谁之罪焉？麐③二世业医，远迩就诊，属内伤者终日不知其凡几，间尝危而复生者，指不胜屈矣。嗌！异哉！若彼之猥云④内伤难愈者，究不知内伤何等病因难愈也，请其明以教我。

是案也，证虽无几，内伤外感各有见地，按脉用药丝毫必

---

① 他山片石：《诗经·小雅·鹤鸣》："它山之石，可以攻玉。"

② 佥：全都。

③ 麐（lín 临）：徐子麐的自称。

④ 猥云：胡乱称言。猥，庞杂。

晰，假未明经旨而不敢任用经方者，阅此亦足以发①焉。

是案也，卷后有廖自案十余，非敢曰附骥，乃因所临之证多半出自寻常，但发药合剂，惟按五行生克脏腑之宜忌而已。

是案也，每证书地记名之外，而必载之以年月者，重其事也，愿阅者慎勿视此为细事也。

是案也，兹得付梓，将可谓之数②耶？廖尝思先君业医，后留有文稿诗集杂作，意在警示廖等读经书，识时务，岂期俱付兵燹③，迨五十以后方知天道之流行，却悔四十九年之非，遂存《医案梦记》与杂作数则。邵子④有云：事有人为，终归数定⑤。信然。

男徐子廖谨识

① 发：启发。

② 数：运数。

③ 兵燹（xiǎn 显）：兵火，指在战乱中被烧。

④ 邵子：即邵雍，宋代理学家，字尧夫，著有《观物篇》《先天图》《伊川击壤集》《皇极经世》等。

⑤ 事有……数定：此句未知所本。

目 录

上 卷

下　卷

附案一十九证

卷后

上卷

新昌俞昂青虚损证治略

初诊：体弱之人，每日午后寒热交作，兼之天明濈濈然[①]汗出，是营卫不调可知。按脉左关沉弦而短，右关浮数而虚，是土被木侮，以致肌肉消瘦，怯证之渐也。宗仲圣桂枝加味。

桂枝一　酒芍二　姜夏三　茯苓三　炙草一　谷芽二　老姜三片

次诊：热除汗止，脉亦渐平，犹之云行雨施[②]，乾坤间有一番新景象矣。第素虚体质，兼之肝郁不舒，对证之药服至数十剂，不见反覆，可卜[③]无虞。兹用人参建中[④]加桔梗、五味，补脾土以生肺金，俾金有权而木势有制。医方大旨，不过如斯，更于药饵外加之节劳就逸、怡情适志八字，庶几调养两到，病者勉之，医者望之。

此证前医因寒热交作，谓阳虚恶寒，非参、芪不可，阴虚发热，非归、地不可，早间汗出，非萸肉、牡蛎、五味不可。遂以四君、六味、归脾等方，投至数十剂，而胃减肉削，寒热盗汗，日甚一日。猥[⑤]云虚损已成，旋即变劳，目下尚可拖延，

---

① 濈濈然：汗出貌。

② 云行雨施：形容用药取效的轻松状态。《周易·乾卦·文言》："云行雨施，天下平也。"

③ 卜：估测。

④ 人参建中：即人参建中汤，方见《景岳全书》卷五十三，用小建中汤加人参而成，治"虚劳自汗"。

⑤ 猥：苟且。

一交午未之月[①]，虽神水金丹，亦无能为矣。伊母早岁寡[②]居独子，爱惜如同掌珠，医谓病难救药，而心终不能舍，欲徼幸[③]万一，延余医治。余力辩之，曰：脉虽弦数，尚有根气，何致不救耶？遂用仲圣桂枝加味法，三日之间投以五剂，而寒热盗汗等证俱减，饮食渐加，精神爽慧矣。后用人参建中汤数十剂收功。

剡西白坭墩王东屏暑湿证治略

（戊辰八月十六日）

东屏，年五十有二，当六月中旬，躬亲斛谷[④]，兼之奔走日[⑤]中，暑湿合而成疾，但暑多而湿少耳。医者只知湿能化热，用猪苓、泽泻、苍术、厚朴、砂仁、香薷、薄荷等味利湿清热，意以湿去而暑无所依，治湿即所以治暑，法似不谬，而无如病日加重焉。盖暑必挟湿，而究属无形，汗解固不可，渗利亦不得徒事。兹按脉浮而虚，舌苔微白，身热心烦，口渴溺赤，不时汗出，其暑之较甚于湿也，明矣。宜重用醋制半夏，加赤苓、生甘草、淡竹叶、大豆卷、广皮之属，即千金消暑丸[⑥]加法也，服数剂而诸证悉平。五日后忽尔泻痢交作，汗出恶寒，转侧无力。余曰：前医利湿大过，势必至此，舍附子理中汤，其无别

① 午未之月：夏历建寅（以寅月为正月），五月为午，六月为未。

② 寡：原字漫漶，据裘本补。

③ 徼幸：侥幸。徼，同“侥”。《正字通·彳部》：“徼，别作‘侥’。”

④ 斛谷：称量谷物。斛，量。

⑤ 日：原作“月”，据裘本改。

⑥ 千金消暑丸：即《和剂局方》卷二“消暑圆”，用半夏、甘草、茯苓三味，治“伤暑发热头疼”。

法。病家疑补之太骤，时茹麓泉[1]先生主其讲席，素知余医脱尽时下习气，命放胆服之，定可见效。果一剂而痢减汗收，频索粥饮，接服三四剂而霍然。不意饮食过度，脾乃受伤，不数日而食复旋作，发热口渴，日夜不安，用枳壳、栀子、豆豉、赤苓、姜夏，调胃气以消宿食，数剂而愈。嗣是[2]一日食厚粥三碗，渐加五碗，胃口大开，甫及一旬而精神爽慧，步履轻捷，自房而堂而厅，毫不介意，而不知劳复寓焉。未几浑身壮热，语言昏沉，渐即于危。以补中益气汤、参芪建中汤相继服之，五六剂而劳复乃瘳。其子欣然，曰：家严食劳二复接踵而至，今得脱然无累，非先生不及此。余曰：令尊体质素虚，目下病虽愈，恐后不无他变。语毕，东屏唤诊，余以其脉虚中带数，左尺尤甚，近日小溲应有碍。询之，果云亥时起小便已数点滴沥，早间尤是，然亦无所苦。越二日而频数如淋，溺已而痛，补中益气汤加茯苓、桂枝，四日之间频服八剂，而小溲大通。举家喜出望外，谓今而后可卜无虞，谁知一日大解多时，衣裳单薄，忽然洒淅恶寒，少顷大热如焚，午后更甚，终日只食稀粥一碗。东屏谓其人[3]曰：吾病牵延至今，人非木石，其何以堪？倘胃气一败，万无生理。言至此，泣数行下矣。比余至，抬手一拱，云：先生救命！诊视后，麓泉问余曰：病何反覆乃尔？余谓虚人大病后势必至此，况年臻花甲者乎？许服小柴胡汤二三剂可愈。服一剂如故，二剂将入口，旁人乘间劝请竺葵

① 茹麓泉：即茹鲁，嵊县人，号麓泉，贡生，好古文，工书法，有墨迹传世。

② 嗣是：自此以后。

③ 其人：指其家人。

庄一诊，以征[①]余方是否。葵庄因余旧相识，因背余而请，不令会面，伊亦不及问，匆匆间诊得脉沉小而虚，舌色微红，错认秋后晚发，谓邪已入营，今晚必神昏谵语[②]。书一清营热方而去，举家失色，彷徨无措。麓泉持其方，纳袖中，姑致诘曰：今日病势退否？余谓日晡当热退身凉，夜半食粥。麓泉乃出袖中方见示，余直言之曰：服此病变，奈何待至夜半乃知？于是麓泉默尔而退，命速速进第二剂小柴胡汤，服后病退，果符余言。东屏堂弟某者，即所谓旁人也，趋余前而言曰：今观先生治病，效可预必，方之神，识之卓也，吾辈倾心拜服，不敢妄参末议。举座俯之无词。麓泉莞尔而笑曰：不相形何以见拙？余曰：拙岂待相形见耶？次朝诊脉处方，以理中汤加黄芪，嘱服二十剂再商。乃不及十剂而饮食加，气力生，周全户庭，无殊平日，不惟戚族忽以为喜，即东屏亦幸立可复元[③]而差[④]自慰耳。忽夜间多寤少寐，转辗之余，思欲小溲，始稍阻滞，继而点滴不通，茎中热痛，不可名状，星夜求救。余诊视良久，曰：前此小便闭塞，以气化不及州都[⑤]，补中益气加茯苓、桂枝得愈。今乃土虚不能生金，金竭水涸，以金水相生一法。遂以生黄芪、生仙居术[⑥]、生米仁、生赤小豆、生甘草补土生金，金

---

① 征：证明。

② 谵（zhān 詹）语：呓语。

③ 复元：复原。

④ 差：略略。

⑤ 气化不及州都：谓膀胱气化不能。典出《素问·灵兰秘典论》："膀胱者，州都之官，津液藏焉，气化则能出矣。"

⑥ 仙居术：产于浙江仙居的白术。

旺则水旺，乃隔二隔三之治[①]也，再加栀子仁以清无根屈曲之火，但此方须服四五剂，病乃得愈。崇仁某，东屏婿也，适来省病，即荐某医治，谓渠吾所深信，来斯一诊，庶沉疴可去。东屏从之，麓泉不敢隐，旋明告余，曰：东屏请某先生去矣，彼来能拟何方？余曰：论若彼胆识，书五苓散，犹不甚谬，否则一利水套方而已。彼果用五苓散，而妄减桂枝、白术，加滑石、通草，大失经旨。盖五苓散全赖桂枝化气，使水归其壑，白术补土，筑堤防，使水不泛澜[②]。去此二味，适自形其陋耳，服之祸不旋踵。东屏闻言，其药遂不敢入口。余谓麓泉曰：但求眼前通顺而用利水之剂，万一肾水告竭，溲便自遗，恐神水金丹亦无济矣。是以余方服四剂而小溲始得如常，五六日后，忽一夜小水解二便壶，与饮一溲三无异。嘱以原方去栀子、米仁，加附子、补骨脂，服十余剂，自然全愈。然则服补剂尚有此危症，倘服彼渗剂，今岂犹有命耶？余于医一道素不肯居人后，东屏病变多端，叠更数医，俱未能幸中一剂，余方自始至终无一不验，其相去为何如也？麓泉起而承之曰：此病非东屏不生，非守愚莫医，数十年后犹其知守愚医东屏病一事。

遂溪童岐山痰饮咳嗽证治案

（戊辰五月廿二日）

岐山赋禀不足，斫伤[③]太过，去岁冬季忽然痰饮咳嗽齐发。

---

① 隔二隔三之治：见《医宗金鉴》卷十八，治疗与本脏有我克关系的脏为“隔二”，如肝病治脾，治疗与本脏有克我关系的脏为“隔三”，如肝病治肺。

② 泛澜：漫溢横流。

③ 斫伤：摧残，指过早或过多房事。

尔时明眼人见之，投以小青龙汤一法即愈，而医者皆挟虚损成见，用一派清润甘寒，以止嗽消痰为事。不知肺畏火而亦恶寒，肺令人咳，多挟水饮，饮邪当以温药和之，圣法也①。况久咳勿理肺，肺为娇脏，愈理则愈虚②，甘温亦所必需。医昧此旨，所以欲止嗽而气反急，欲消痰而饮反增。且午后潮热，饮食顿减，怯证之渐也。春初尚可支持，迨清明节交，病日加重，乃急延余治，而暨与嵊路隔数百里，日夜悬望，真有迫不及待之势。越三日余至，岐山仰卧在床，不能转侧，但开目注视，低声向余曰：先生救我。无力言他，顷刻吐痰饮数碗，咳嗽连声不断，身热便痢，粒米不进，如是者已十余日矣。余诊视甫毕，其母即哀求不已，自言寡居三十年，不辞艰辛，只为此儿。望先生鼎力医治，倘得垂危复生，不独我母子感德，即童家宗支赖以不绝。言至此而涕泪交垂，不能自禁焉。余曰：证固急矣，幸脉尚有根，非不可以救药者，但须数月奏功，莫嫌效迟。遂以生黄芪、生③甘草、干姜、细辛④、五味子、姜半夏、桂枝、茯苓合为一方，频服二剂，而咳嗽稍减，服四剂，而痰饮渐退，粥饮可进，服十余剂，而痰饮咳嗽俱十愈六七，终日能食饭三碗。惟日晡潮热如故，间服小柴胡汤数剂，而热以退。后仍以原方加潞党⑤、仙居术，再服数十剂，又每日午后以薏仁煮粥作点心，闭户静养，谢绝一切，调理百日，而病乃霍然。

① 饮当以温药……圣法也：《金匮要略·痰饮咳嗽病脉证并治》："病痰饮者，当以温药和之。"

② 久咳……愈虚：语见《三家医案合刻·薛生白医案》。

③ 生：原作"二"，据裘本改。

④ 细辛：此下原衍"辛"字，据文义删。

⑤ 潞党：产于潞州（今山西长治，古称"上党"）的党参。

剡西丁家舜年乃郎安澜咳嗽病治案

（戊辰七月十二日）

据述自五月患咳嗽证，至七月医治罔效，渐加身热气急，胃减肉削，呕恶频频。医者咸谓痨瘵将成，不能遽疗。余诊，脉浮弦而紧，兼见有力。其父问余曰：小儿是痨病否？余直决之曰：非也。揣其病情，不过因见嗽治嗽，日以元参、沙参、麦冬、桔梗、阿胶、生地等味用事，见热治热，日以柴胡、地骨皮、黄芩、丹皮、龟板、鳖甲等味用事，不明《金匮》咳嗽多挟水饮之旨①，所以愈治愈剧耳。其父起而揖余，曰：小儿婚期在秋杪②，贱荆一闻痨病之说，遂涕泣至今，日夜不安。先生云非痨病，乞赐一速愈良方，俾小儿脱然③无累，得如期完婚，则幸甚。余曰：此证舍小青龙汤另无别法，盖咳嗽必挟水饮，目下脉弦紧有力，弦则为饮，紧则为寒，其为水饮无疑矣。小青龙汤日服一剂，每日继服杏酪一杯，四日之间嗽止热退，饮食渐加，调理月余而愈。

嵊城盐业店主汪某久病治案

（戊辰五月二十日）

年臻六旬之人，四肢浮肿，气喘下痢，是脾肺肾三经为病，固非轻渺④。然揣目下病情，总由饮邪盘踞，水气上逆，而喘

---

① 金匮……之旨：《金匮要略·痰饮咳嗽病脉证并治》："久咳数岁，其脉弱者可治，实大数者死，其脉虚者必苦冒，其人本有支饮在胸中故也，治属饮家。"

② 秋杪（miǎo 秒）：秋末。杪，树之末梢，因以称年月或季节之末。

③ 脱然：疾除貌。

④ 轻渺：轻微。

息便痢诸证因之叠起。按脉迟弦，迟则为寒，弦则为饮，显有明征。昔仲圣谓饮邪当以温药和之，愚见以熟附配生姜一法，专务于此，极处逢生，理固有诸？倘得饮邪一涤，而诸证从此渐平，即子贡存鲁霸越灭吴[1]之意。

淡附子三　生姜捣冲　潞党参三　姜半夏二　桂枝二　木瓜一　广皮一

此证前医用金匮肾气丸接服十余帖，非第[2]无效，渐且加喘加痢。后更医，改用金水六君数剂，又不效，技穷卸去，佥曰不治。余方服四剂而渐渐向安，至十余剂，乃得坐卧自如，周旋户庭。而元气终不能复，以人生年五十一脏衰，况花甲已周者乎？带病延年，夫复何望？

东阳李某口㖞证治案

（戊辰八月十八日）

斯人业坭瓦[3]，在嵊有年，余亦似曾相识。八月初口㖞向左，太阳筋跳，时相牵引，渐至半边紧小，与素口㖞者无异，凡一饮一食俱从左入，吐痰吐唾亦从左出。有疡医某曰：此㖞口风也，须费番饼[4]二枚，购丹药数粒，始得脱然。李以手艺度日，安得应命？乃求治于余。时旧友周亦亭适在座茶话，见而异之，因诘病情。余诊视毕，曰：脉得浮洪滑数，证不外风火湿热。所以然者，三阳经上至于头，清阳不升，风邪乘之，

① 子贡……灭吴：子贡为孔子弟子，善辩，有才干，《史记·仲尼弟子列传》称“故子贡一出，存鲁、乱齐、破吴、强晋而霸越”。此谓用药中的而诸证自除。

② 非第：非但。

③ 坭（ní尼）：同“泥”。《正字通·土部》：“坭……水和土也。”

④ 番饼：指外国流入的银元。

则令太阳筋跳。脾合肉荣唇，开窍于口，其大络曰大包，由经队[①]而达经脉。其人素有痰热，热从风发，风吹火炽，风火鼓煽，大络受伤，筋亦短缩，而口用是[②]喎。但所以向左之故，无从问津。思喻氏[③]《医门法律》中风口眼喎斜，左急右缓，三圣散，右急左缓，匀气散[④]，立法分别左右，其大旨可以类推。亦亭又问：如是则三圣散可用？余又从而辨之，曰：谓中风口眼喎斜，又半身不遂，故为左急者立此法。今口喎左而眼不斜，无半身不遂，奚取焉？引彼证此则可，若云施治，则活法在人，各有见地，无事铁板成方[⑤]为矣。即或以己意与乎其间，如王良诡遇获禽[⑥]，见道者所不屑，而行道者所不免。如此证为风热阻滞经络，气不上达头面所致，用通经络、去风火之剂，无有不愈，又非治半身不遂方之所能为也。仿东垣升阳散火之法[⑦]。亦亭作[⑧]而曰：兄论证处方，俱有至理，于斯道可谓三折肱[⑨]矣。彼头痛救头，诩诩自命为良医者，乌足以语此？

---

① 经队：经隧。队，通“隧”。《晏子春秋·内篇杂上二十》：“溺者不问队。”王念孙《读书杂志》：“对，与‘隧’同。”

② 用是：因此。

③ 喻氏：即喻嘉言，明末清初医家，名昌，字嘉言，江西人，著有《寓意草》《医门法律》《尚论篇》等。

④ 中风口眼喎斜……匀气散：语本《医门法律》卷三。

⑤ 铁板成方：固有成法。

⑥ 王良诡遇获禽：典出《孟子·滕文公下》。王良，人名。诡遇，射猎不按常规，纵横驰骋以追逐野兽，反能多有收获，此处谓别出新法。

⑦ 东垣……之法：《脾胃论》卷下有升阳散火汤，用生甘草、防风、炙甘草、升麻、葛根、独活、白芍药、羌活、人参、柴胡十味，治“男子妇人四肢发热，肌热，筋痹热，骨髓中热，发困，热如燎，扪之烙手”等。

⑧ 作：猛地站起。

⑨ 三折肱：典出《左传·定公十三年》。历代注解多不同。清代黄凯钧释为医家取药时为慎重起见，“取而复置，置而复取，总以郑重为事，此为三折肱也”，近正可参。

余曰：多是臆说，恐令高明窃笑耳。于是李持方而去，越旬日，节届中秋，来寓致谢，伊言：先生方初服二三剂，如故，至服四五剂，而太阳筋跳者定焉，口㖞向左者正焉，效之速，方之良也。余默自记曰：此之谓幸中。

葛根三　升麻一　柴胡一五　西党一五　羌活一　生香附一五　防风一　酒芍一　僵蚕一五　川芎六分　白芷一　蔓荆一　生甘草　炙甘草　老姜　大枣三

剡东杨村丁福元令堂久病治略

（戊辰九月初二日）

年逾花甲，自五月感时邪，大势退后，延至九月，未得全愈。邀余治之，按六脉涩滞，寒热交作，饮食不进，是营卫不调所致，兼且水气上凌而不寐，心悸筋惕诸证生焉。治宜扶阳抑阴，以和营卫，用桂枝、酒芍、茯苓、姜夏、生谷芽、冬桑叶合为一方，服二剂而脉亦流动，诸证皆减，可望脱然。但若阴霾肆空，饮邪盘踞，胃阳式微，不得遽安。昔张长沙谓饮邪当以温药和之，遂以小半夏汤加味主之，亦即温药和之之意。倘得饮涤胃开，便是进步，毋云渴家忌半夏①也。

半夏　茯苓　桂枝　党参　广皮　甘草　生姜

新昌西庚陈师仑母病治案

（戊辰九月初六）

年臻七旬有余，患病一月，已属可虑，况目下六脉沉迟，舌苔白滑，四肢逆冷，汗出恶寒，昼夜下痢六七次，少腹刺痛，

---

①　渴家忌半夏：《本草纲目》卷十七引（张）元素："（半夏）多用则泻脾胃，诸血证及口渴者禁用，为其燥津液也。"

绵绵不休，米饮不进者十余日，证危已极，所幸者一线残阳尚可维系耳。考古治法扶阳必先抑阴，抑阴在乎泄水，仲圣人参四逆汤加茯苓、桂枝，扶阳抑阴相辅而行，庶几近理。速进一剂，俾得熟睡一觉，便是佳处，以凡病必从睡里退也。

潞党　干姜　附子　茯苓　桂枝　甘草

次诊，证渐减，粥饮可进，嗣后对证之药投以十余剂，可无反覆之虞。以年老人精力既衰，因病致虚，犹之雪上加霜，须待阳和。平素肝气郁伏，病后最易触犯，尚其于药饵外加之静养工夫，庶可复元。昨日原方再服数剂，不必更改，以求速愈。

再书其病巅末：秋杪骤感时邪，延及一月，未得尽除。其间朝张暮李，愈治愈剧，以其胸中所存是时感，目之所注是时感，所以用药亦是时感。比余至，询知前三日有见黄苔而用调胃承气者，次日苔黄白滑，有用三仁汤者。病势如此，而犹用时感套方，不知变计，致气息奄奄，命在旦夕，是谁之过欤？其子耐庵涕泣而告余曰：弟早岁失怙[1]，所恃者母耳。今病危如此，诸医束手，只得听天命，备丧具而已。然欲徼幸[2]万一，乃请先生医治，以先生妙手前此活我屡屡，今家母尚得垂危复生，不至终天[3]抱憾，则感德何极？余曰：证固重矣，幸脉尚有根气，未堪以不起断也。人参四逆汤加茯苓、桂枝，抑阴扶阳，庶可挽回，盖阴气抑得一分，即阳气扶得一分，但服药后须得熟睡片刻，病方能退。时余小台山至东王村，山路崎岖，

---

① 失怙（hù 户）：指丧父。《诗经·小雅·蓼莪》："无父何怙，无母何恃。"

② 幸：原作"倖"，据裘本改。

③ 天：原字漫漶，据裘本补。

精神困倦，思欲假卧，嘱速进汤药，待余少眠数刻，应有好处。服一剂，果得熟睡，醒而索粥，服二剂而诸证减半。其子耐庵喜出望外，欲固留数日，以图脱然，余亦姑诺。不意王胜堂、吕月汀亦因母病，笃邀余即往视焉。越四日复诊，而病已十愈七八矣。仍以原方与服，至二十剂而始复元，得起床褥。乃不逮一月，因食橘过度，兼之劳倦伤气，骤然身热昏眠，气急食绝。其子耐庵忧惧之至，又恐余因路远是却，亲自来嵊相邀，次朝同归西庚。诊得六脉浮濡，惟左关短涩，谓曰：病后劳复，虚浮之脉居多，其人肝气郁而不伸，是①乃短涩，故食橘则快，不觉其过。病机如此，药宜温补，附子理中汤加②木香辛甘化阳，佐以酸甘化阴，数剂后接服参芪建中汤十余剂，自然全愈。

人参四逆汤加茯苓、桂枝、潞党、干姜、淡附子、炙草、白茯苓、桂枝。

附子理中汤加木香、乌梅、淡附子、潞党、炙草、仙居术、广木香、乌梅肉。

人参建中汤加黄芪、党参、桂枝、酒芍、炙甘草、生姜、大枣、饴糖。

剡西太平镇邢匡超虚损坏证治案

（戊辰十二月初十日）

日晚脉沉弦有力，按久不衰，乃阳气郁伏，不能浮应卫气于外，一得水气上逆，而喘咳呕哕所由作焉；早晨脉沉弦而紧，按之稍缓，乃阳气式微，不能统运营气于表，则阴盛生内寒，

① 是：原作“氏”，据裘本改。
② 加：原字漫漶，据裘本补。

而腹痛泄痢所由生焉。昼夜而分两脉，病机乃致叠变，并进补药，虽有小效，而根株终不拔。法宜大开大阖，使上下一气，庶沉疴可去。暂用仲圣小青龙[①]放胆服之，俾阴阳交而水饮涤，便是效验，毋云虚损忌此方也，独惜用之不早耳。

据述此病自三月初起，咳嗽痰多，医者咸谓火盛刑金，不知其为饮邪滔天也，日以沙参、麦冬、紫菀、款冬花之类用事，不及一月，渐加微寒微热，饮食减少，乃阴盛阳衰所致，正与阴虚火旺之病相反。医者见其发热也，以为阴虚，用景岳熟地佐当归以滋阴一法；见其恶寒也，以为阳虚，用人参配甘草以补阳一法。其方以大补元煎为主，自行加减，服至数十剂，而呕哕泄痢因之丛生。后迭更数医，俱以六味丸为主，有加知母、黄柏以清金降火者，有加东参[②]、麦冬以润肺止嗽者，有加龟板、驴胶、柴胡、白芍，肝肾同治以祛寒除热者。自夏至冬，纷纷杂投，意欲求安，而不知速使之危也。迨余诊时，而喘咳呕哕，泄痢腹痛，病根已固而命根已斫，谓之劳瘵，夫复奚辞？宜先用小青龙汤数剂，俾饮涤胃开，然后进以温补，才投一剂，而诸证果得稍减。本可续进，以尽其能，无如其兄某粗知医理，谓证属虚损，不可再投。不知余小青龙汤取其涤饮之中兼交阴阳，以虚损有交阴阳之法。姑置不与论，默计此法乃一傅众咻[③]，其证必九死一生。医者当此，正跋前疐后[④]，实有无可如何之势。凝思长久，谓其兄曰：参芪建中汤加五味子，接服二十剂，至立

---

① 小青龙："龙"原作"汤"，据裘本改。

② 东参：辽东参。

③ 一傅众咻（xiū 休）：谓一人持正确意见而众人喧扰。典出《孟子·滕文公下》。傅，教育。咻，喧扰声。

④ 跋前疐（zhì 质）后：也作"跋前踬后"，形容进退两难。典出《诗经·豳风·狼跋》。

春后叩阶[①]复诊何如？时岁聿云暮[②]，归心如箭，只图脱身，非[③]真望其有济也。谁知其兄此方亦不合意，谓桂枝辛散，力专横行，干姜辛热太过，恐致涸阴。满口俗论，不明经旨，而仲景立方之旨茫然不知。余卸去后，闻医者仍以麦冬、川贝、龙骨、牡蛎、玉竹、东参等味，谓不寒不热，大有殊功。其兄从之，目是而参芪建中视为鸩毒，不复入口矣。越二旬，立春节交，病者身冷汗出，五日[④]而气乃绝。若是证始终以纯阴之药枉其归阴，或亦劫运[⑤]使然。匡超有知，其果瞑目于地下否耶？嗟嗟！昔喻嘉言有云：时医世界[⑥]，一曝十寒，难与图成，大抵以此。

嵊城朱茂盛店主妇胎前兼症治略

（戊辰四月廿三日）

瑞英，年三十有奇，娠妊六七月，一闻谷气即呕恶，连声不断，不得饮食者二十余日。其间有谓胎气上逆，以安胎为主，用苏梗、枳壳、砂仁、白术、黄芩等味者；有谓脾胃虚弱，不能容受而然，以安胃为主，用参、术、苓、甘四君加广皮者；有谓阴中火虚，气不归元，用景岳理阴煎者。虽投无效，求治于余。诊脉两手弦数，谓曰：此乃体质虚弱，触动肝气，所以木郁生火，心阳因之上亢，宜半夏泻心汤加乌梅，取其辛以开

① 叩阶：登门。

② 岁聿云暮：谓一年将尽。典出《魏书·乐志》。

③ 非：原作“并”，据文义改。

④ 日：原作“巳”，据裘本改。

⑤ 劫运：厄运。

⑥ 时医世界：《寓意草·辨痢疾种种受症不同随症治验》：“今之随主见而图可喜之功者，即生出事端，亦谓病之所有，非医之所造，谁悬明鉴而令丝毫莫遁耶？此所以成时医之世界也。”

之，苦以降之，补以运之，酸以收之。始中病，倩[①]有同道某，不读圣经，谓：娠妊可用半夏乎？余固争之，曰：此证当重用半夏，以痰气阻塞中脘，阴阳拂逆，非半夏不除。经曰：有故无殒，亦无殒也[②]。先生岂未之知耶？彼无从辨，但云且看服后何如。余谓一剂而呕立止，二剂而进米饮[③]，三剂而能食粥，效可预，必服之。果如所言，心以为喜而已。不意越十余日，两足渐肿至腿膝，状似子气。前医私自趋承，谓听吾施治，一剂而愈。彼遽信之，背余服药，谁知一剂而胎动气急，咳嗽痰壅，自午至酉，时甚一时。伊夫夜半叩门求救，说如此如此，总由吾辈无知故耳，望先生恕罪。余阅其方，乃天仙藤散[④]，《胎产心法》[⑤] 中治子气方耳，此非子气，恶得用之？噫！医之贻害大矣哉。窃思此系脾气虚弱，不能制水，是以发肿。肺金失其母气，则无土以生，是以气促满闷，谓为子气，似是实非。用苓桂术甘汤合干姜、五味子、细辛，四剂而诸症霍然。五日后忽而小水不通，阴户中有鸡子大一块胀闷脱坠，苦楚不堪。时师聚讼[⑥]纷纷，佥曰非阴挺，即阴菌。余乃从而辨之，曰：妇人七情郁火，损伤肝脾，湿热下注，则生阴菌。但阴菌翻出如饼而小便淋沥，此则横踞如槛而小便热闭，判然不同，顾可以张冠李戴耶？细绎病情，乃太阳府[⑦]气不化，以致于斯。五

① 倩：央请。

② 有故……殒也：语出《素问·六元正纪大论》。

③ 米饮：粥上之薄汁。

④ 天仙藤散：指《胎产心法》卷上所载“加味天仙藤散”，用天仙藤、制香附、紫苏、陈皮、乌药、木香五味，治“孕妇腰脚肿”。

⑤ 胎产心法：妇产科专著，清代阎纯玺撰，三卷。

⑥ 聚讼：众声争辩。

⑦ 府：同“腑”。《说文解字注笺·广部》：“府，人身亦有出纳藏聚，故谓之五府六藏，俗别作‘腑脏’。”

苓散重用桂枝、仙居术，二三剂可愈。有疡医某趾高气扬，妄自炫能，云：此胞[①]痛，下一针，其愈较速，不然一至溃烂，不可救药。余戏之曰：先生真神乎技矣。窃恐用针一法，即俗所云石板医驼背[②]耳，背直而命将奈何？举座大笑，余亦哑然而退。次日清晨伊夫超寓[③]而告余曰：昨服药后终夜熟[④]睡，至天明小水一通，而块自觉小些，是药已验矣。余曰：然，须复诊处方。少顷，新昌吕南棠伻[⑤]来，余将至新，过伊家一诊，嘱原方再服数剂。不意南棠固留四日，比余归，得服药八剂而病竟霍然。由是观之，凡疾痛疴痒，悉委之于命，而见医即请者，可废然[⑥]返矣。

剡北孙岙孙治峰喉证治案

（己巳[⑦]六月）

治峰，余旧友也。当六月患目疾，后忽然喉间肿痛，牙关紧闭，舌苔白滑，腹中饥甚而不能食，即滴水下咽，痛如刀割，如是者三日。就诊于余，脉沉迟而紧，目尚红痛，谓曰：此阴亏于下，阳隔于上，法宜引火归元。伊口不能言，举笔书之，曰：服药至今，皆是清凉发散，未有议及温剂者，但此方服后当若何？余曰：一剂渐平，二剂喉开，可进汤水，三剂肿消痛除，定能饮食，然必日进二剂，始合古人频服之法。服药后，

---

① 胞：原作“泡”，据裘本改。

② 石板医驼背：典出明代江盈科《雪涛小说·催科》。

③ 超寓：赶来寓所。

④ 熟：原作“热”，据裘本改。

⑤ 伻（bēng崩）：仆人。

⑥ 废然：灰心丧志貌。

⑦ 己巳：清同治八年，即1869年。

果如所言。越三日，治峰超寓而揖余，曰：兄活我如同再造，真神方也。但此方非兄高明不能立，非弟深信不敢服。余应之曰：然。

生熟地各六钱　元参六　淮药三　萸肉三　丹皮二　淡附子三　桂枝三　茯苓三　泽泻三　僵蚕二　牛蒡子二　桔梗一

上药煎成，冰冷与服。

此等喉证，咸丰戊午年[①]迭医数人，犹堪记忆，并识于下：

长乐镇钱佳灿，喉证，视此较重。余用镇阴煎方加元参、僵蚕、牛蒡子，冰冷与服，医法仿佛，但其效有不同耳。盖彼初服一二剂，如故，至三四剂而吐瘀血数口，左边牙关亦开，五六剂而吐瘀血较多，右边牙关亦开，喉间疼痛十减七八。后用甘吉汤[②]加元参、桂枝、僵蚕，十余剂而愈。

西乡丁家星榆乃郎禹景，喉间热痛，牙关亦紧，水饮不进者五日，其病形颇同，而舌苔红燥刺裂顿异。药一入口，痛不可当，用粽箬[③]体舌上[④]，然后药汁灌下，不数剂而口吐瘀血甚多，始得喉间痛减，能食稀粥。其方以八味为主，桂心易以桂枝，加生甘草、桔梗、牛蒡子。

嵊城东门外南货店夥[⑤]常姓者，上下牙床縻烂[⑥]不堪，兼之喉间痛甚，饮食难进，一日之内勉吞糯米汤团几个耐饥，延至旬余，并糯米汤团亦不能吞，势不可为矣。就余诊视，余用八

① 咸丰戊午年：清咸丰八年，即1858年。

② 甘吉汤：甘桔汤。

③ 粽箬（ruò弱）：包粽子的箬叶。箬，一种竹子，叶可包粽子。

④ 体舌上：贴于舌上。

⑤ 夥：伙计。

⑥ 縻烂：糜烂。縻，同“糜”。《周易·中孚》陆德明释文：“靡，《埤苍》作‘縻’。”

味丸原方煎好，冰冷与服四五剂，而方中桂心亦以桂枝易之。

王胜堂吕月汀仁仲痢证治略

（戊辰八月）

六月中旬，时当盛暑，患痢，赤白兼下，昼夜数十次，身热腹痛，饮食不进。诊脉浮洪有根，舌苔厚白，其为外感痢显然矣。人参败毒散加陈仓米，转正祛邪，并行不悖，二日之间而频服四剂，乃得热退身凉，能食稀粥，一日一夜不过下痢六七次而已。方谓自后差堪渐愈矣，讵知体质虚弱，其痢方减，而真元将竭，一日忽然干呕头晕，四肢逆冷，汗出倦怠，有似脱证，急进附子理中汤加乌梅、川椒、茯苓、木香，数剂而汗止身温，胃气亦苏，仍能食粥。时余先有新昌俞昂青之证经手，是伊遣舆①相迎，余往而不得复诊。后以此方去川椒，服十余剂而病竟霍然，可知对证之药，一方足以定全局。

王胜堂吕宽老秋痢坏证治略

（戊辰九月初八日）

下痢赤白，昼夜数十行，里急后重，米饮入口即呕恶，此胃气将绝之候，舌卷唇焦，身踡足冷，面上一团黑滞，诊脉两手悬绝如丝，法在不治。据述在绍郡二十日，昨始归家，余捡其从前方药，行气消积清热以及固脱诸法，纷纷杂投，纯是照本誊录治痢套方而已，且多用苦寒，以致胃伤不能容食，酿成死证，宜早用温补，庶可挽回。伊母含泪而探余，曰：小儿病虽重，较月前月汀之证若何？谓曰：彼脉尚有根气，可愈；此

① 舆（yú 鱼）：轿子。

证脉象悬绝，不治。况自初至今，药误不一。淇园系病者堂弟，时同在座中，因问何药贻误。余始告渠曰：此证气本下陷，而用木香、槟榔等味行气，是以后重更甚；中本虚衰，而用枳壳、神曲等消积，是以元气愈弱。而腹痛转加，痢久，多属虚寒，而顾以生地、银花清其热，赤石脂、椿根皮固其脱，意在救生而不知速使之死也。淇园闻言良久，曰：不死于病而死于医，是殆命也？夫伊母骨肉情深，不忍坐以待毙，欲徼幸万一，再三求救。余勉用高鼓峰①先生法，附子理中汤加乌梅，与服数剂，聊尽人事，然病势至此，药饵曷足恃哉？次朝，金鸡山孙世福请诊，余即往焉，越二日而逝。记此一节，以为治痢只用套药者戒。

新昌西坑陈师嵛妻与子一时同病异证治略

（己巳十一月初八日）

妇年卅②余，小产后偶然外感，延及一月，不能起床，有似怯证。邀余诊之，脉浮缓无力，每日午后恶寒发热，头亦时痛，四肢拘急，胃气全无。此太阳与少阳合病，因所感者轻，故仅牵延而不传变耳。用柴胡桂枝汤加半夏、茯苓、广皮，兼顾阳明，一剂而寒热除，二剂而四肢舒，三剂而能食粥。后进潞党、茯苓、干姜、广皮、宣木瓜疏肝健脾之剂，调理旬日而愈。其子家华，年甫七岁，体质柔脆，不耐风寒，平日倚骄任心，戏嬉吃力。忽一日发热头痛，饮食不进，医以柴胡、赤苓、生地、薄荷、神曲等味，冀其退热进食，服五六剂，热似退矣，

---

① 高鼓峰：即高斗魁，明末清初医家，字旦中，鄞县（今属浙江宁波）人，著有《四明心法》（又名《医家心法》）、《四明医案》等。

② 卅（sà 飒）：三十。

而胃终不开，更加啼叫不止，夜间尤甚，如是者二十余日，形容枯槁，肌肉瘦削，疳病将成，不为无虑。按脉沉细带数，揣其病情，知阳气为寒凉郁遏，以致于斯。用桂枝汤加生谷芽，一剂而身热培加，尽发于外，外虽热而内却爽快，三剂而热减六七，大进饮食。但午后微热尚有，遂用生黄芪为君，茯苓、广皮、生甘草为佐，日服日佳，至六七剂而脱然。此儿颇有知觉，自言吃先生药后心甚开舒，气力亦有。其父在旁大笑，曰：若早就先生医，不至牵延至今也。但前此小儿热未尽除，而先生遽用黄芪，何胆大如斯？余据理答之曰：非胆大也，览《本经》[①] 黄芪有补虚以及小儿百病之训[②]，所以用之得当耳。

嵊城丁惠风乃室单腹胀治案

初诊，腹胀之脉虚小无力，为一忌，兼喘嗽不已，饮食不进，腹硬如石，中有一大块，不时上攻贯膈，嗽则牵引而痛。此上下浑如两截，中土不能转输，失天地运行之常，是以腹胀而危，非一法可以了事者。姑先进小青龙汤一剂，俟有佳处再商。

次诊，今日嗽减气平，腹中宽展，是小青龙汤[③]一法已应矣。然揣目下病情，治宜开鬼门，洁净府，使上气下济，下气上旋，所谓大气一转，其积乃散[④]也。若仅仅行气宽中、健脾消胀之药，不足与也。余方莫畏其峻，二三剂后自有效验。其

① 《本经》：即《神农本草经》，成书于东汉，原书佚，其文见于《证类本草》等后世本草书，明清时有辑本多种。

② 黄芪……之训：参见《证类本草》卷七“黄芪”条。

③ 小青龙汤：“龙”字原脱，据上文补。

④ 大气……乃散：语本《金匮要略·水气病脉证并治》。

方义勿赘，一任诸公思而得之耳。越三日，复诊处方，以为何如？

淡附子一　桂枝三　细辛一　麻黄一　知母三　生甘草一　生姜三钱　大枣三个

妇年五十余，自九月腹胀至十一月，渐加咳嗽气急，饮食稀少，腹胀，甚而有一大块不时上攻贯膈，嗽一声而块痛莫当，昼夜不眠，扶坐片刻，亦无力以胜。捡[①]其方药，不过见胀治胀，始以木香、厚朴、茯苓、川椒目等味行气利水，继以白术、党参等味补虚实脾，而胀如故。历更数医，俱不出此。后又有认为肝气者，用当归、柴胡、白芍、香附、茯苓、半夏、佛手柑、宣木瓜之类，不效。旋改景岳三阴煎加香附、佛手柑，方立而余亦至，其子持其方示余。乃面折之曰：胀病用熟地，除肾气丸外未之见也，先生何遽用此？伊曰：肝病致胀，法当滋水，以木得所养而生，木平则胀消矣。满口庸论，似是而非。余知其惑于邪说者深焉，姑不与辨，引身而退，任他用药。才投一剂，而腹胀倍加，块硬如铁，粒米不入，遂至危笃。乃复哀求余治，诊脉虚小无力，胀病大忌，兼之外证如此，甚属棘手。谓曰：胀病多由天道不下济，地轴不上旋，运行之常一失，有似否卦[②]之义。昔喻氏立治胀三法，曰培养，曰招纳，曰解散[③]。此证以解散为主，但其药峻而功大，所患者病家信之不

① 捡：同“检”。察看。

② 否卦：《周易》六十四卦之一，卦形为乾上坤下，表示阳在上，阴在下，阴阳不能交通。

③ 喻氏……曰解散：《寓意草·面议何茂倩令嫒病单腹胀脾虚将绝之候》：“明乎此，则有培养一法，补益元气是也，则有招纳一法，升举阳气是也，则有解散一法，开鬼门洁净府是也。三法虽不言泻而泻在其中矣，无余蕴矣。”

笃耳。其子涕泣而道曰：先严素称先生方与众不同，昔之闻于过庭时者屡矣，悔不早就医治。今家母病势至斯，悉凭先生用药，何敢致疑？余思先以小青龙汤一剂，水饮涤而嗽减气平。次日即用消水圣愈汤，接服一二剂，而腹中大块乃得移动，颇觉小些，服三四剂，胀消一半，可进粥饮，服六剂而能起床大解，自言非独解前宽胀，即下气通一次，亦爽快无比。无如岁聿云暮，归期在即，其子于临行时索一善后药方。余一时不能悬拟[①]，默思此症用喻氏解散法既效，岂不可再用培养、招纳二法，用之以善其后乎？然而病势已退，方难遽定，不如守中医不服[②]之法。其子曰：不服药何以善后？余曰：然，不服药固不可，妄服药亦不可。试于不服之中求一服之之法，宜甘草生姜大枣汤调养脾胃，是或一道。

马仁村凤山胞妹石瘕坏证治略

（已巳五月十二日）

二八少女，忽患石瘕，正经所谓骨肉柔脆之人[③]，其质本弱，病胡能已？去岁秋仲曾延余治，尔时病形虽重，而病根未成，余拟先补后攻之法，许服药数月，可以脱然。谁知其母溺爱倍深，意欲速愈，不以为然，遂不复请诊。乃延三界陈某，坐医月余，以致饮食减少，少腹块痛渐渐加重。陈自知贻误，因而卸去。嗣后朝张暮李，纷纷杂投，日即于危矣。越至今，其兄凤山仍复修书邀余，至于再四。诊脉微弱无神，形容枯槁，

① 悬拟：凭空拟方。

② 中医不服：《汉书·艺文志·方技略》："有病不治，常得中医。"

③ 骨肉柔脆之人：《灵枢·根结》："夫王公大人，血食之君，身体柔脆，肌肉软弱。"

寒热交作，日夜泻痢三五次。阅其方药，知从前所服不外景岳大补元煎、三阴煎、逍遥饮等方出入其间，未有议及温通者。余谓凤山曰：此证病因治法，俱详《内经》。其曰寒气客于子门，子门闭塞，气不得通，恶血当泻不泻，衃以留止①，日以益大，状如怀子，月事不以时下，皆生于女子②，病因也；其曰可导而下者，治法也。往年余初诊时，乘其元气未败，尚可按症施治。今病笃至此，虽有成法，亦无所用。其母涕泣求方，余不得已，始用参芪建中汤，和营卫以除寒热，继用附子理中汤加乌梅，崇脾土以止泻痢。此法外法也，非云治病，亦聊以尽人事耳。厥后再延数十日，一交午未之月，百药难进，少腹大痛而逝。

新昌竹潭村丁培芬乃室肿胀病治案

肿胀，自春至夏，日甚一日，不得起床者已月余矣。迩来更加午后潮热，一得饮食即饱闷莫容，按脉两手浮弱而涩，腹如抱瓮。此正喻氏所云中州之地久窒四运之机，而清者不升，浊者不降，互相积聚，牢不可破③，固非寻常消肿宽胀之药所能愈，所以喻氏高出手眼，立治肿胀三法，三曰解散，意在开天户，转地轴，使上下一气，复天地运行之常，而闭塞可通。愚揣目下病情，舍此其无别法。

淡附子一　桂枝三　麻黄二　细辛一　知母三　清炒甘草一

① 止：原作“立”，据《灵枢·水胀》改。

② 寒气客于子门……皆生于女子：与下“可导而下”句皆本《灵枢·水胀》。

③ 中州之地久窒……牢不可破：语本《寓意草·面议何茂倩令嫒病单腹胀脾虚将绝之候》。

生姜二　大枣四个

次诊，三日中频服喻氏解散方四剂，而病减六七，是亦肿胀所最难得者，可知古人对证施治，一定之法，仿而用之，其效如神，初未可以己意与乎其间也。原方再服二剂，继服理中汤加木香，执中央以运四旁，亦即喻氏三法中培养一法之义耳。

嵊北孙岙庄寡妇内伤证治略

（己巳五月）

妇年三十，素患肝病，医者每以逍遥散、消遥饮等方，聊图目前小效。延至年余，忽尔阴户中无故生疮，状若痱子。有以棉花疮法治之者，大约以升药薰洗为君，因之小水热痛，迫而不通，午后潮热如焚，饮食减少，肌肉黄瘦，渐近虚损一派，似属难愈。就余诊视，左关短涩，右关弦数，是肝郁则脾受伤，脾伤则湿土之气下陷，蒸而为热[①]，下注阴户，则生疮生虫，痒不可当，在所不免，仅仅小水热痛，犹其余事耳。东垣云：不渴而小便不利者，热在下焦血分也，宜滋阴化气之法[②]。余以滋肾丸，大剂与服四五剂，而诸证悉退，饮食渐加。后以舒肝健脾合而用之，始得霍然。

知母三　川柏三　桂枝三

原方用肉桂，余易以桂枝。

① 热：原作“无”，据裘本改。

② 不渴……之法：语本《兰室秘藏》卷下。

新昌儒岙镇潘颖儒着痹治略

（己巳七月十一日）

初诊，右脉濡细，左脉弦紧，濡细为湿，弦紧为寒。外证两足浮肿，行走数武①，痛楚不堪，手指及臂亦有时不仁，证名着痹。书②云湿气胜者为着痹，以寒湿之气痹着于下而不去也。近日牙床糜烂，亦阳明胃为湿土，上虚而感湿热之化所致，自宜治着痹之法，分先后虚实施治，不尔中秋痿臂③是虑。理中汤加白芷。

次诊，虚人着痹，最难遽疗，法必先补其虚，理其脾，增其饮食，然后用治痹之药直入病所以攻之，斯为合拍。昨用理中汤加白芷，即此意也。夫着痹，虽属湿而必兼寒，以寒与湿为阴邪，阴主闭，则郁滞而为痛，而又必假风以为帅，此湿曰风湿，寒曰风寒，乃三气杂合之旨。故治着痹者以燥湿为主，而以祛风散寒佐之。大抵参以补脾之剂，盖土旺则能胜湿而气足，自无顽麻也。用程氏蠲痹汤，俾寒湿之气得气胜之药以速行，取著者行之之义。再加知母滋阴化阳，以通小便。且知母治肿出之《神农本经》④，《金匮》治历节风，脚肿如脱，与麻

---

① 武：古时以六尺为步，半步为武。

② 书：指《素问·痹论》。

③ 痿臂：疑是“痿躄”。

④ 知母……本经：《证类本草》卷八“知母”条《本经》原文（白字）：“（知母）主消渴热中，除邪气，肢体浮肿，下水，补不足，益气。”

黄、附子并用①，可以类推。

三诊，两手脉渐流动，较前濡细弦紧已相去远矣。据云足膝艰于屈伸，眠则犹可，小立片刻，其痛更甚，一似筋骨挛急者然。然痛则为痹，不痛则为痿，痿重则痹轻，是痛胜于不痛矣，亦何乐而不痛耶？仍用理中汤运太阴营气，加白芷通阳明卫气，盖以中宫为主，使上交于阳，下交于阴，阴阳交而著者行焉。此方服二剂，间服蠲痹汤加知母方二剂，再乘间服鸡鸣散一剂，以治脚气之法移之治痹，不犹张冠李戴耶？然脚气不外乎湿，病因仿佛，治法亦可旁及，三法轮服，坚守半月，自然逐日见效，勿以速愈为念。

嵊城同道喻晓人令嫒②带证

（庚午③八月初四日）

妇年二十余，字④乡间农家，操作过度，患带证，逾年未愈，饮食日减，起居坐卧，无力以胜，越至今加足胫肿，腰胁疫，少腹左边有一块痛楚不堪，似癥非癥，似瘕非瘕，兼且气急咳嗽，每日午后潮热如焚，粒米不进。询其带下，如鸡子清淋沥不断，如是者已月余矣。从前诸医皆谓漏底劳损，莫可救药。晓人骨肉情深，不忍遽舍，接归自家，亲自邀诊。其脉两手沉迟，舌苔薄白，小腹块痛喜按。余曰：此脾肾虚寒已极，

① 金匮治……并用：《金匮要略·中风历节病脉证并治》：“诸肢节疼痛，身体魁羸，脚肿如脱，头眩短气，温温欲吐，桂枝芍药知母汤主之。”桂枝芍药知母汤用桂枝、芍药、甘草、麻黄、生姜、白术、知母、防风、附子九味。

② 令嫒（ài爱）：对他人女儿之称。

③ 庚午：清同治九年，即1870年。

④ 字：女子出嫁。

寻常升提固摄之药不能胜任，惟崔氏八味[①]加杜仲、五味子，始中病情。晓人素信余医有理，欣然与服，才投一剂，而腹痛块减一半，而带下如鸡子清者变为微黄，一日之间不过点滴而已。后晓人自行调治收功，不知其药用何方。

方中桂心以桂枝易之，与附子并用，茯苓、熟地各六钱，余照本方。

剡东白[②]坭坎魏汉文似疟非疟治略

（庚午九月十二）

初诊，数月以来微寒微热，兼之胃阳式微，营卫不调可知。况六脉涩滞，显有明征。仿仲圣桂枝加味法，连服二剂再商。

桂枝二　酒芍三　广皮一　生谷芽三　生甘草一　生姜一五

次诊，迩服药后寒热已除，则营卫调矣。惟痰饮窃发，胃气未振，恐牵延岁月耳。兹用熟附配生姜一法，冀其涤饮进食，庶几近理。

制附子一　生姜一　姜制半夏三　潞党四　广皮一　炙甘草一

剡北屠芳亭鼻衄兼白浊治案

（庚午八月廿五日）

秋后晚发，拖延数十日而始愈。迩来疮疡大发，过服清凉之剂，饮食因之顿减。平素房帏纵欲，精气内虚，是以病后不易复元。忽一日，夜半鼻衄，至天明不止，约血数升。及日中小睡间，似梦女接，败精遗下甚多。嗣后寤而不寐，凡他人手

---

① 崔氏八味："味"原作"丸"，据裘本改。

② 白：原作"日"，据裘本改。

一着，身如麻姑搔痒[①]，下部白浊即淋漓焉。二证接踵，已属棘手，况大病甫愈者乎？诊脉浮濡而芤，仰卧如尸，转侧无力，最难施治。方欲滋阴清降以止衄，则精之下流浊道者因所降而益甚矣；方欲固摄升提以治浊，则血之上行清道者得所升而愈逆矣。医者当此，正跋前疐后之时。窃思古法，上下交病，执中央以主治[②]，遂以理中汤加血余，一日频服二剂，补中宫土气，俾上能散津于肺，下能输精及肾，入夜继服龙骨牡蛎汤一剂，以介类潜阳，俾阳入阴而睡得安，亦阴丽[③]阳而精乃固，如此调治四日，而上红下白始得尽除，胃亦渐开。后仍以理中汤为君，间服归脾、八味等方收功。

东洋参三　仙居术三　炮姜一，为末，冲服　血余炭三　炙甘草一

生龙骨四　生牡蛎四　桂枝二　炙甘草一　炒芍药二　炮姜炭一，为末冲　制附子一　生龟板四

剡西王胜堂仁仲吕淇园肝气腹痛证案

（辛巳[④]四月廿八日）

淇园，胃脘腹痛多年，自新昌陈曼卿灸之，余药之，后即全愈，不复发。去秋事为多拂，心常蕴结，因而脘腹微痛，乍

---

① 麻姑搔痒：典出《神仙传·王远》，形容蚀骨之痒。麻姑，传说中女仙。

② 上下……主治：《临证指南医案》卷二："上下交病，治在中焦。"

③ 丽：附着。《周易·离卦·彖传》："离，丽也。日月丽乎天，百谷草木丽乎土。"

④ 辛巳：清光绪七年，即1881年。

作乍止，尔时犹不介意。一交大寒至春分，候为初气[①]，厥阴风木主令，其痛遂甚，且连少腹，有时肝气纵行乘脾，横行乘肺，乘脾则痛而腹满，乘肺则痛而恶寒，是以食减便溏，肌肉瘦削，宛然一虚怯症矣。余甫至嵊，即邀余施治，其日适三月上巳[②]，余谓淇园曰：今当为仲除不祥耳。淇园腹痛不堪，口不能言，手不停摩，卧则四肢拘急，坐则腰脊不举，即行走数武，俯不能仰，如鞠躬然。诊脉左关短涩，右关沉弦，显然肝经气血郁滞不行，木凌土位，而弦脉反见于右，此之谓离宫[③]。治法当缓肝之急以舒筋，补土之虚以御木，且肝与胆相表里，肝阴宜养，而胆热亦宜清。方用当归、酒芍、仙居术、冬桑叶、丹皮、木瓜、柴胡，加生姜、大枣煎好，冲猪胆汁一枚，但服药时已臻一更矣，少顷而得酣睡，至三更醒而索粥，粥后再服药一剂，睡到天明而腹痛已愈，步履之间俯仰自如。淇园欣欣然，近余前而言曰：真神方也。余曰：仲病在肝，肝属木而主春，阳春有脚，能去而亦能来，未可遽以为喜，须加静养工夫，方不反覆。于是淇园出从前所服之方见示，乃医书腹痛门中解肝煎、排气饮、木香调气散、左金丸、龙胆泻肝汤等，渐次杂投，无一效者，犹之按图索骥，卒未之有得。甚至近日疑其有积也，进五积散以除积，疑其有邪也，进双解散以祛邪，徇名用方，更属大谬，所以病至斯极耳。余乃正色相告曰：医关生死，十年功深，精微难得。前辈成方，必凭脉审证，丝毫无爽，

① 初气：即“初之气”，运气术语，主大寒、立春、雨水、惊蛰四个节气，约六十天。

② 上巳：三月上旬的巳日。旧俗在此日临水沐浴，以除不祥，并祭祀祖先，称“修禊”。后确定为三月初三日。

③ 离宫：肝脉属左关而反见于右关，因称。

始可运用。仲于斯未曾入门，百年寿命，自治必致自误，何轻身乃尔乎？吾闻君子赠人以言，爱人以德，故琐①屑及此。淇园起而承之曰：肺腑之言，殊令人服。今藉兄妙手，垂危乃得复生，感德何极？日后方药，举不敢师心妄用，自贻伊戚②矣。次朝余将归城，临行时嘱原方加党参再服五剂，继以参芪建中汤服二十剂，再商。不意家政纷繁，劳心之余，兼劳其力，不及半月而腹痛复发，且寅卯木旺之时③频频梦遗，因之便数茎痛，日夜不安。举家彷徨，飞速邀余诊视，脉得虚细软弱，于腹痛尚不见忌，独两尺洪数，乃龙火沸腾使然。余诊视甫毕，正凝思间，淇园低声问曰：今弟病上加病，犹之雪上加霜，兄其何以救我？余举笔良久，曰：舍滋肾丸合金铃子散，其无别法。淇园曰：愿闻其旨。余曰：滋肾丸，罗东逸④注云：知母凉肺清金，滋阴化阳，以通小便；黄柏苦以坚肾，能伏龙家沸腾之火，而精不摇动；肉桂甘温反佐，兼以导龙潜海，使水火之相入而不相射也⑤。金铃子散，陈修园谓引心包络之火下行，从小肠、膀胱而出，延胡索和一身上下诸痛⑥。方义大略如此，药宜速进，病乃速愈。于是一日频服二剂，至三日而诸证霍然。淇园语余曰：兄活我屡矣，其病根不拔奈何？余直示之曰：嗣

---

① 琐：原作“琑”，据文义改。

② 自贻伊戚：谓自招忧患。典出《诗经·小雅·小明》。贻，遗留。戚，忧愁。

③ 寅卯木旺之时：古时认为寅时（三时至五时）卯时（五时至七时）为木生之时，因称。

④ 罗东逸：即罗美，清代医家，字澹生，号东逸，新安（今安徽徽州）人，著有《古今名医方论》《古今名医汇粹》《内经博议》等。

⑤ 知母……不相射也：参见《时方歌括》卷下引“罗东逸曰”。

⑥ 引心包络……诸痛：语本《时方歌括》卷下。

后宜远房帏，节饮食，高养山斋，怡情适志，投以对证药饵，可无后患。淇园从之，旋即谢绝一切，往石咈岳家将息。复邀诊视，余乃嘱以日服理中汤一剂，夜服逍遥散去薄荷一剂，二方相继并进，至数月之久，自然逐日生色，何虑元气之不复乎？仲其勉旃①，我日望之。

剡南上杨村青霞后母炙脔症治案

（辛巳五月十四日）

内伤宿恙，病情多歧，难以缕分，而脉总宜浮软微弱，庶不失虚损本色。兹诊得左脉沉伏，尤甚在关，右脉浮滑，多见于寸，明系愤怒戕肝，肝气郁而不伸，忧思伤肺，肺气逆而不降，所以左胁不时跳动，腹中刺痛，乍作乍止，甚至十日来咽中贴有结气，大如黑枣，吐之不出，吞之不下，一得饮食，更觉窒塞。此仲圣所谓咽中如有炙脔者，俗名梅核气症是也，由七情郁结，痰气凝阻居多，《金匮》主以半夏厚朴汤，藉诸气药行气以奏功。今咽病炙脔而兼胁跳不止，腹痛不移，不独得之气滞，抑亦得之血凝矣，宜半夏厚朴汤合旋覆花汤。方中药皆行气，独新绛②入血分而通络，再加白前入喉间为向导，协诸气药而共济，斯气调血活，而炙脔一愈，胁腹泰然矣。

方义：半夏降逆气，厚朴解结气，苏叶散郁气，茯苓治痰而渗湿气，生姜去秽而得正气，旋覆花下胁间满气，新绛行血中滞气，葱白通阳气，白前开肺窍，清肺气，且直入喉间而向

---

① 旃（zhān 沾）：语气词，“之焉”二字的合音。

② 新绛：新绛入药始见于唐代陈藏器《本草拾遗》，陈氏认为系绯帛，即染成红色的丝织品。据考汉代丝织物染料中有茜草素和靛兰，因有人认为“新绛”系经茜草初染的丝织物。也有认为即是新采茜草的。

导诸药之气，俾气药齐进，真有一鼓而擒之势。盖炙脔贴于咽中者，气病也，胁跳腹痛之有定处者，血病也，亦气病也。《金匮·积聚症》① 用旋覆花汤治肝着，肝着者肝经气血滞着，其人常欲手摩胸上，胸乃肺之部，所谓肝横行乘肺之病也。余窃取此义，以金匮半夏厚朴汤治炙脔为主，其胁跳腹痛，以旋覆花汤之治肝着者移而佐之，病有兼症，方乃合用，初非以己意与乎其间也。

妇寡居多年，家政自掌，平素婆媳不洽，情志稍有不适，即喘息胸满，呕恶频频，饮食难进，其肝气有如此者，迄今变为炙脔重症，施治五日而脱然，厥后因怒复发，投以此方，立愈。

半夏　厚朴　茯苓　苏叶　旋覆花　新绛　生姜　白前　青葱

新昌城中俞某鼻渊久病治案

（辛未②十月廿二日）

鼻渊俗名脑漏，据述自感风邪咳嗽鼻塞而起。余思肺主出气，皮毛为肺之合，风邪客于皮毛，则肺之窍道闭，闭则清气不升，浊气不降，而鼻渊生焉。苍耳子散为治鼻渊本药，以湿与热上蒸于脑，疏散则愈。至入鼻而生瘜肉，犹之湿地得热而生芝菌，异病同源，理固有诸。夫天气通于鼻，一呼一吸，自有常度。今鼻气太通，清涕滴沥不断，腥臭异常，脑中似觉空甚，而喜熨热手，洒沥恶寒，四肢倦怠，饮食无味，按脉浮濡

① 金匮积聚症：指《金匮要略·五脏风寒积聚病脉证并治》篇。
② 辛未：清同治十年，即1871年。

细代，其阳气大亏可知矣。寻常胜湿清热之药未中病情，须变法治之。

生碧苏木三　生黄芪三　附子一　防风一　蔓荆子一　苍耳子一　茯苓三　生姜三　生甘草一　白芷一　大枣三

剡北孙岙晋斋乃室坏证治略

（辛巳九月二十六日）

妇年近四十，寡居郁郁，真个多愁多病身①矣。夏间忽然少腹疠痛②，属气滞血凝居多。医者皆谓虚损腹痛，宜进温补，其方始以归芍四君加炮姜、肉桂，继以逍遥散加香附、肉桂，施治月余，而腹痛依然，甚至腰亦牵引而痛，午后潮热，肌肉消瘦，酿成怯症。伊兄朱志恒作札邀余，诊脉两手虚弱，独左关沉紧，于腹痛相应，询其痛时热手按腹则稍缓，按久则仍痛，喜按而复拒按，虚中挟实可知。余用王勋臣③少腹逐瘀汤法，一剂而痛减半，二剂尽除。嗣是终夜熟睡，热退胃开，似无他虑。谁知其人患痔多年，虚而屡发，今腰腹之痛虽愈，而素虚体质因病益虚，气旋下陷，骤然肛门燥闭刺痛，大便欲去而不得去，正张石顽④所云：结粪如拳大，肛门如钱大⑤者也，一切蜜煎、猪胆导法俱有鞭长莫及之势。乃以生黄芪防风甘草汤加杞子、当归、胡桃肉，一日频服二剂，至三日而痔收痛除，始

① 多愁多病身：典出《西厢记》第一本第四折。

② 疠（jiǎo 脚）痛：绞痛。

③ 王勋臣：即王清任，字勋臣。

④ 张石顽：即张璐，清初医家，字路玉，晚号石顽老人，长州（今属江苏苏州）人，著有《伤寒缵论》《伤寒绪论》《张氏医通》《千金方衍义》等。

⑤ 结粪……钱大：语见《临证指南医案》卷四。

得大解。解后以原方加参、术接服数剂，而饮食渐加，精神清爽，且经水适来颇旺，三日即净。次朝，余还书一参归建中汤，嘱服二十剂，不见反覆，乃可复诊处方。不意未及一月，触怒动气，而小腹顿觉胀闷，兼之多寤少寐，不时汗出，就地诊视者即于余初方赤芍易赤苓，蒲黄易桃仁。原无深意，不过以余前此逐瘀得效，且复用以图弋获。不知逐瘀之法可一而不可再，以其证究属虚损耳，是以药才下咽而少腹大痛，牵连及腰，较前更甚，且郁热下注，水道阻塞，故小便初则短少，未几而变癃闭，病上加病，犹之雪上加霜，阳气能不寂灭乎？尔时病者本欲再延余治，又恐余以山路崎岖为辞，故迟之又久，至于秋杪，始就复诊。其脉左手细数，右手浮大，久病得此不宜，舌苔白滑，中间有灰黑数点如黑汁。据述五六日来小水不见一滴。大便亦闭，是肺之化源已极。淡红鲜血淋漓不断，一似崩漏者，然则阴络亦伤。药饵汤水，咽至胸膈即呕恶而出，是胃气又告败矣。病危至此，夫复奚为？伊子哀求救药，余不得已，勉用仲圣人参四逆汤加荜茇、干姜，用生姜入口，即下不见阻滞，接服二剂，而大便略通，粥饮可进。药似对证，而究之小水不通，不得许为可治，改投理中汤加血余，运太阴脾气，俾阳得阴以生。再投理中汤加附子，暖少阴肾气，俾阴得阳以化。窃谓阴阳生化而小便自行，理固不谬，无如二方继服四剂，仅仅舌上退云灰黑，而癃闭如故，呕恶如故，其为关格显然矣。经云：关则不得小便，格则吐逆①。关格者，不得尽其命矣②。余于是束手无策，忙忙然归。

① 关则不得……吐逆：语出《注解伤寒论》卷一。

② 关格者……尽其命矣：语本《难经·三十七难》。

剡北沙园张简斋女腹痛治略

二七幼女，伶俐[1]非常，父母极其钟爱，自月前其母急病而亡，日夜啼哭，悲哀太过，不自知焉。近日忽尔腹中大痛，着于一处，手不停按，其痛虽甚，幸有时而作者，有时而止。其间医师朝张暮李，所见不同。有因面白唇红误认为虫积者，用扫虫煎加鹤虱、使君子[2]者；有因身凉息微妄名寒沙者，用大顺散加降香、晚蚕沙者。药不对证，病乃转增，简斋彷徨无措，延余施治。甫入室，渠即告余曰：前此贱荆腹痛，治不得人，以至不起。今小女病势与贱荆仿佛，所以飞速请救，望先生赐一良方，使小女危而复安，不独生者感德，即亡荆亦相慰于地下矣。语毕就诊，脉左手沉伏，右手浮大，腹痛得此不宜。外证舌红唇燥，溺赤便闭，其为热痛显然矣。余谓简斋曰：书[3]云女子二七而天癸至，令嫒适当天癸将至之时，遭此失恃大故[4]，以哭泣之哀致气血之滞，而腹痛由是作焉。且一团郁火，挟木邪纵行于腹中，得热为伍，愈肆猖狂，而痛由是甚焉。宜四七汤合金铃子散，庶几近理。简斋曰：病因固不出先生所论，但施治用方，其义云何？敢还质之。余曰：四七汤即金匮半夏厚朴汤，陈灵石[5]之注甚明，其云：半夏降逆气，厚朴解结气，茯苓除痰气，苏叶散郁气，生姜去秽气，葱白通阳气[6]。

---

① 俐：原作“抑”，据裘本改。

② 使君子：使君子。

③ 书：指《素问·上古天真论》。

④ 故：变故。

⑤ 陈灵石：陈修园之子，名元犀，陈修园命其为《金匮》方作注，成《金匮方歌括》六卷。

⑥ 半夏……阳气：语本《金匮方歌括》卷六。

《金匮》主以治炙脔，藉诸药行气以奏功也。余移之治腹痛，亦以气为血帅，气行则血行，通则不痛之义耳。而必佐以金铃子散者，方中诸药皆行气，独赖延胡索通血而活络，和一身上下诸痛，诸药皆辛温，妙在金铃子味苦而性寒，引心包相火下行，此相须之殷，亦承制之理，非古法之可易，实活法之在人耳。简斋闻而称善，命速进药饵，谓夜间但得稍愈一二，至明日再诊处方，可图脱然。抑知药一下咽，旋即安卧，睡里痛除，遍身发热，醒而索茶，未几高声大呃，连续不绝。简斋失色，以为呃则多凶，复促诊视。余曰：病将退矣。两手脉象渐和，舌红已退，是邪气向衰，正气得复之候。其遍身发热者，郁热外出也；高声大呃者，胃火从肝火上升，即得上散也。再服原方一剂，无有不愈。服后果得立愈，嗣是简斋叹余用药之神。

剡西王胜堂仁仲吕月汀胁痛病治略

月汀，痰嗽多年，兼之心多蕴结。余尝虑而向渠曰：仲不病则已，病则令人莫测其情，医药有难遽疗者。乃迩来家务琐屑，时闻诟谇①之声。谚云神仙难断家间事，局中人其何以堪耶？嗣是不逮一月，忽然右胁大痛，牵连及腰，痰涎壅塞，嗽则更觉痛甚，且饮食稀少，肌肉黄瘦，坐卧无力，渐即于危矣。时师聚讼纷纷，曰虚曰寒，曰痰饮，施治六七日，药无一效。乃邀余诊视，脉左关沉弦短数，右关沉弦滑大，且按久不衰，舌苔厚白而不干燥，口亦不渴，凝思良久，始得病情。时张芝庭亦在同座，乃致诘曰：月汀之病属内伤乎？属外感乎？余曰：

① 诟谇（suì 岁）：辱骂。

外感脉当浮，身亦当热，今脉沉而身不热，其无外可知。然而[1]右胁痛至于斯，其故何欤？余据理论之曰：证因七情郁结，以致肝经气血滞而不行，所谓痛则不通也。病根起于左，而痛处见于右，所谓肝纵行乘脾也。舍《金匮》半夏厚朴汤合旋覆花汤，其无别法。芝庭曰：论证极是，而用方之义，请明以告我。余曰：半夏厚朴汤，后人名四七汤，以四味药能治七情气。旋覆花汤，《金匮·积聚证》主以治肝着。二方药皆行气，独新绛入血分而活络，即协诸气药共济以奏功也。余移之治此证，以其由气滞，亦由血凝，而气为血帅，气行则血行，古云止痛须理气，意在斯乎？芝庭又问：此后将用何剂？余曰：证固非一法可以了事者，姑先服此方，自有好音。乃接服二剂，痛果大减。次日用温胆汤加木瓜、生谷芽，以肝与胆相表里，治肝兼治胆，医理当如是也。时余经手证多，不能久留，嘱月汀权请竺葵庄先生参理，旋即返城。越二日，余复至，询用何药。葵庄曰：舌苔厚白如此，湿热无疑，方以利湿清热为主，治似不错，乃药频进而痛如故，何也？余曰：月汀久嗽多痰，脾胃之湿其素所蓄积者然也。今木郁不伸，胁乃作痛，在气在血，自可分头施治。况脉弦而沉，身不发热，苔虽厚白，亦因痰湿内蕴所致，而外感何有也？葵庄曰：然。乃酌用和胃二承汤祛寒除湿，加桂枝、白芍以和营止痛，再服半夏厚朴汤合旋覆花汤一方，如是调治数日，而胁痛十愈七八，脉亦渐平。葵庄别去，余独留渠家，不意胁痛甫愈，而少腹旋即疼痛，正一波甫平而一波又起者矣。治法仍上，昼服和胃二承汤加桂枝、白芍方一剂，入夜服二加龙骨汤一剂，而少腹疼止，嘱五日后服天

① 然而：疑前当有“芝庭曰”三字。

雄散四剂，自是余亦脱手而还。不及十日，月汀自能来寓就诊，乃以芪附、术附、参附三方合用，加茯苓、木瓜，服十剂而全愈。

二加龙骨汤

桂枝一　酒芍二　炙草一　生龙骨四　生牡蛎四　白薇一附子

天雄散方

天雄即附子之独颗者　白术二　牡蛎三　桂枝一

新昌舒倬甫乃郎内伤心跳兼证案

（癸酉①五月廿八）

舒生涤心，年二十，诵读之余兼有文字之劳，每致坎离顺用②，自三月间忽然心跳不宁，汗出足冷，竟夜不寐，昼日行走，其跳更甚，夜卧稍睡，即梦女接而精乃泄，午后身热，至次日天明始止。如是者月余，乃邀余诊，脉左关短涩，右关弦大，两尺紧小，其面色晄白，两颧微红，肌肉瘦削，而饮食如故，显属风消重证。倬甫谓余曰：小儿病虽久，而饮食如故，应可无虞。余曰：正以此为患耳。倬甫未明其旨，余据脉而论曰：其左关短涩者，肝气郁而不升也；右关弦大，而饮食如故者，肝阳犯胃，食入即消也。而肝与肾同源，肝病未有不及肾者，则于尺脉紧小知其肾脏虚寒，而坎中一点真阳孤飞于上，所以心跳诸证因之叠起。治宜阴阳互进，使坎离交媾为是，舍《金匮》二加龙骨汤，其无别法。至是倬甫乃明，告余曰：小儿

① 癸酉：清同治十二年，即1873年。

② 坎离顺用：谓水火不交。可参阅《医宗必读》卷九“光禄卿吴伯玉，闭精行房，时有文字之劳”案。

之症，以前医方有用六味加远志、枣仁者，有用归脾加熟地者，有用天王补心丹、左金丸者，虽不见功，亦无大害。至近日，医生杨某认为外感湿热未尽，用米仁、厚朴、苍术、茯苓、薄荷、黄芩等味，服后而病上加病，遂至斯疾。今先生所议，深得病情，投药谅无不效。于是昼服二加龙骨汤，晚服半夏秫米汤，乃得终夜酣睡，身温气和。留余调治三日而病减六七，继嘱伊以参归建中汤为主，兼服桂枝真武汤而还。越旬日，复诊，倬甫欣然曰：小儿诸证皆愈，惟梦遗或三四日一次，或五六日一次，未能断根。余曰：此患不除，恐成怯证，是不可无权宜之计，金樱子膏多服有效。倬甫乃自煎数斤，每日与服二两，其方仍用二加龙骨汤，兼进理中汤，静摄数月，而梦遗乃绝。前哲云精遗勿涩，观此似治之以涩矣，然而不可以为训。

新昌舒臣心劳倦内伤证治略

（癸酉九月初十日）

病人吃鸦片多年，大便燥结，平日每以此隐忧，常用硝、黄等味峻通大便为丸[①]，取快一时。今秋赴乡试，亦曾多服此丸，其元气受伤可知。及考毕，归心如箭，多行伤筋，兼感途中雨湿，回家后身热呕吐。医用温药治痰饮法，数剂而呕吐乃止。惟午后身热如故，胃口不开，舌焦红而燥，日夜不安。伊父立凡邀余医治，诊脉入夜滑大，清晨缓小，其为劳倦无疑。用仲圣炙甘草汤三剂，而舌红顿除，胃亦渐开。继用小柴胡汤二剂，而身热十减七八。服逍遥散去柴胡，加冬桑叶、丹皮，

---

① 为丸：此二字当在“常用硝、黄等味”后。

二剂而热遂退，特夜间尚有纤悉[1]耳。自是余就返嵊，嘱伊善养旬日，无不霍然。奈何余脱手后，闻同道某犹有以伏暑未尽之说淆之者，噫！异矣。

新昌梅渚黄尚清乃室黄疸证治略

（壬申[2]十月二十四日）

妇年近卅，病黄疸数月。医者用茵陈五苓散、五皮饮等药，病日增剧。其夫君黄尚清素知医理，乃商治于余。诊毕，问以何药施治。余曰：自来阴阳二黄病名并立，而病因各殊，分而治之，绰然[3]也。今尊阃[4]皮肤黄而暗晦，固似阴黄，而口渴苔黄便燥，脉沉而数，又似阳黄，二病兼生，世所罕有，司命者正宜斟酌于其间矣。按黄瘅[5]，古人譬之盦酱[6]，湿合热郁而成黄，热久则湿去而干。故《金匮》云诸黄猪膏发煎主之[7]，此[8]黄瘅血分通治之方也。尊阃之证，两黄交集于一身，拙见以清热利湿者治其阳，祛寒燥湿者治其阴，二法并行，亦寒热互用、阴阳相济之道也。而更以滋阴之法参之，所谓湿热久郁，阴血必耗，宜滋其阴。如是施治，斯无遗义。尚清闻而称善。乃以茵陈、茯苓、川柏、生山栀、苍术、知母、桂枝、生甘草、生姜、大枣合为一方，连服三剂，而病去大半。再以原方加血余炭，服四五剂而脱然。

---

① 纤悉：疑为“纤微”。

② 壬申：清同治十一年，即1872年。

③ 绰然：谓应付有余。

④ 阃（kǔn 捆）：内室，因以称他人的妻子。

⑤ 黄瘅：即黄疸。瘅，热病。

⑥ 盦（ān 安）酱：腌酱。盦，覆盖，此谓腌制。

⑦ 诸黄猪膏发煎主之：语出《金匮要略·黄疸病脉证并治》。

⑧ 此：原作“比”据文义改。

是知对证之药,虽缓病而亦可以收速效耳。

方义:茵陈治湿热而退黄,为瘅证之专药。其余茯苓渗湿,生山栀、川柏清热,主以治阳黄;苍术燥湿,桂枝、生姜祛寒,主以治阴黄。而更以知母滋肾阴,甘草、大枣补脾阴,合成滋阴之用,然犹未尽至阴之妙也。至猪膏发煎,则《金匮》所云滋阴[1]者,真非思议所可及也。猪膏以大便只燥而不闭,故不用乱发,以血余炭代之。

马仁村马亦宾乃室产后发热兼呕痢证

(壬申夏五月)

少妇产后，方才七日，忽尔发热。就地医者以为当此湿蒸热郁之时，外感居多，用吴鞠通银翘散数剂，而病遂增剧。后请裘小山先生诊视，渠余旧相识，医理明通，方多法古，谓产后百病，以末治之，生化汤重用全当归，加益母草，去瘀生新，其热自退。如此治法，本属不错，而无如药仅一剂，旋即作呕，抑且腹痛下痢，日夜六七次，身热汗出，饮食不进，显系棘手重证，乃求治于余。脉得沉微虚弱，于产后尚不见忌。妇父王问心语余曰：小女产后，其初不过发热小恙，至今而病变多端，毋乃医者之过欤？余曰：误在前医，无咎后医。问心曰：呕与痢实起于后。余乃举以示之，曰：后医之方重用全当归，原不无滑肠之虞，然而亦无所害。而所以发热不休，呕痢交作者，皆由前医之过散以致虚故也。产后中虚，所不待言。问心曰：如是则温补可进矣？余曰：昔朱丹溪治产后发热，每以四君加

---

① 金匮所云滋阴:《金匮要略》无猪膏发煎可滋阴语,按《金匮要略浅注》卷七称“盖疸皆因湿热郁蒸,相延日久,阴血必耗,不论气血二分,皆宜兼滋其阴,故云诸黄主之”,殆本于此。

川芎、当归、炙芪、炮姜，亦甘温除大热，其方非不可用也，然而治此证则更有进。按《金匮》云：妇人乳中虚，烦乱呕逆，安中益气，竹皮大丸主之①。其言乳中虚者，以乳子之妇阴血不足，而胃中亦虚，故病烦乱呕逆。经云阴者中之守也②，如此证阴虚不能恋阳，则阳无所丽，浮散于外，而发热亦阴虚不能胜阳，所以气逆则上呕，气陷则下痢，种种见证，皆由中气。亦惟以竹皮大丸，石膏易半夏，加炮姜，庶几得当，此外别无良法。于是问心乃命婿亦宾速进此药，以图速效，连服二剂，诸证悉退。次朝余将返寓，临行时，问心欣欣然揖余而言曰：先生今又救一命矣。

竹茹五　姜夏四　生甘草一　白薇二　炮姜一五　桂枝一五　大枣

生姜以有汗而不用。竹茹除烦治呕，而半夏降逆，亦所以治呕；白薇益阴退热，而姜、桂扶阳，亦所以退热；甘草、大枣培中焦脾土，则津液生而泻痢乃止，正无一味补药而中即自安，气即自益矣。《金匮》谓中虚而烦乱呕逆，主以竹皮大丸，明以烦乱为病，而无腹痛下痢等证，所以方中石膏清上焦之虚热，以通乳定烦为佐，兹则但呕逆而不烦乱，兼之腹痛下痢，故去之。

崇仁镇史镜江子彝轩内伤兼外感证治略

（癸酉十一月二十日）

彝轩自述病因，谓迩在喜事家辛苦三日而起。余直折之曰：

① 妇人乳中虚……主之：语出《金匮要略·妇人产后病脉证治》。

② 阴者中之守也：《素问·阴阳应象大论》：“阴在内，阳之守也。”

此特其一耳。大抵年少风流相尚[①]，酒色在所不免，此三日中得无纵饮之后而继以房事乎？彝轩默默无以应。是知下元既亏，外邪易入，节居冬至，天令严寒，感之即病，发热身痛，足筋拘急不伸，右小腹大痛，嗽则更甚，似有块状，按之则无，平日当脐而痛，时作时止，今则痛在脐旁，常痛不休，苦楚不可名状。延余诊视，已阅五日矣，更加大便泻痢，日夜十余次，直有不可终日之势。同道裘锦堂先生诘以病情，余谓脉得两寸浮缓，两尺沉紧，正伤寒书所云太阳与少阴俱病[②]也，其发热身痛，足拘急不伸者，太阳表证也，其少腹大痛，时喜手按者，少阴里证也。痛处虽在右，而病根却在左，以肝纵行乘脾则痛，脾有积痰亦痛。锦堂曰：先生所论极是，但用药当若何？余踌躇久之，曰：宜先桂枝汤开太阳以除热，加延胡、金铃子、吴茱萸、橘核，泄厥阴以定痛，然后用小建中汤，俾中气立而泻痢自止，再以真武汤加桂枝、杞子、乌梅，即是辛甘化阳、酸甘化阴法也，可使阳就于阴而寒以温，阴就于阳而热以和，阴阳相济，而腹痛焉有不愈者乎？锦堂曰：然。方可预定而效可预必，非先生不及此。锦江留余五日，渐此[③]投药，诸证皆愈。自是余亦差堪自慰矣，乃知对证用方，其效有如此者。

此证服初方二剂而热尽除，痛亦减少，惟胃口不开如故。余他出，锦堂酌以原方合大半夏汤一剂，而稀粥可进。次日余至，乃用小建中汤，大便稍实，用真武汤加味法，泻痢始止，而腹痛亦愈。独嗽则其痰较多，锦堂不解其故，余谓：寒痰凝结，得桂、附辛热而始出耳。盖肾为生痰之源，胃为贮痰之器，

---

① 风流相尚：以风流相互炫耀。

② 太阳与少阴俱病：语见《此事难知》卷上。

③ 渐此：疑为“渐次”。

顽痰作祟，痰去而病愈，理固有诸。此后宜用附子理中汤数十剂，自然复元。

剡城潘蕙亭内伤气喘坏证治略

（癸酉十二月）

蕙亭在嵊业盐，余亦熟识。体质虚弱，平日常需药饵。近因辛苦而喘大作，时某不究其原，猥云肺感风寒，肺气不得升降，故喘，用杏仁、薄荷、苏子等味以治之。不知肺与大肠相表里，其人患痔多年，一开肺则气虚，而痔遂坠痛不堪，喘亦渐加。伊谓气虚下陷，非升提不堪，用补中益气，不效。又谓肾不纳气所致，改用崔氏八味丸加沉香与之，只知喘由肾阴之虚，而不知其为肾阳之寒也，服后其喘益甚，几至于死。余诊，其脉沉弱，按久愈微，舌苔厚白而两边带灰，显然阴象可睹。先以苓桂术甘汤加干姜，与服数剂而喘减半，得进稀粥。再以真武汤加杞子、桂枝，接服五剂而喘乃除，胃亦渐开。惜勉强行走数武，力不能胜，头汗即出，怯证已成，为之奈何？时岁将暮矣，归期在即，伊求调治方药，余乃书一参芪建中汤，嘱服二十剂，不见变动，可卜无虞。不意越二旬节交立春，其喘旋发，不数日而逝。是知病愈而元不复者，势必至此。

新昌烟山梁东庐子宇章内伤坏证治略

宇章，年十九，去岁六月避难天台①，途中受暑，夜眠精泄，次日身遂发热，服时令药而愈。至冬精神倦怠，午后潮热，

---

① 天台：山名，在浙江东部，嵊县之南。“台”，原作“合”，据裘本改。

咳嗽多痰，终日欲眠。医者咸谓湿邪未尽，屡用渗利之剂，不知其为内伤也。迄今春，病日加重，伊父东庐邀余医治。诊脉细数而短，肌肉消瘦，面黑舌红，嗽则多痰，入夜更甚。其困于床褥者已二月有余矣。余谓东庐曰：令郎病属内伤，阳分大亏，似难施治。东庐谓：迩来所服之方俱是熟地等一派纯阴，先生独谓阳亏，何所见而云然耶？余答之曰：卫气昼则行阳二十五度，且得太阳阳气之助，故交子至午诸证皆轻，夜则行阴二十五度，且当太阴阴气之助，故自午至亥诸证加重，与外感病之日轻夜重自是不同。就诊用方，舍仲景人参建中汤，其无别法。东庐固留旬日，按法调治，一日能食厚粥三碗，咳嗽潮热俱减，痰亦稀少。东庐改忧为喜，曰：此后有无虞耳。余谓：再过十日，立夏节到，不致反覆，可望全愈。谁知一交此节而胃气遂绝，东庐先立夏三日作札相邀，以为预防，余不得已，遂复往诊，初不料其病之至于斯极也。比余至，东庐向余曰：小儿之病，服先生药后逐日生色，今交节虽变，余皆如常，只胃口不开耳。余曰：他变犹可治，惟胃败乃不可治。古人云得谷者昌，绝谷者亡①，病势至此，虽卢扁②复生，亦无如之何矣。东庐欲徼万一之幸，再三索方，余勉书参附汤，聊尽人事，非真望其有济也。维时阳气将尽，奈何有同道犹有阴火窜上之说而不自知其陋者。噫！医道之难也。

---

① 得谷者……绝谷者亡：语见《医先》卷一。
② 卢扁：即扁鹊，秦越人。史载秦越人为卢地人，也称“卢医”。

剡县南乡缸窑山李士标痢疾愈而复坏治案

（甲戌①四月十八日）

吃鸦片人痢久不愈，俗名烟漏，多难治。兹按脉两手微弱而沉，于痢证尚不见忌，其赤白兼下，昼夜数十次，脐腹大痛，时喜手按，身常俯伏，不能直伸，肛门重坠，小溲短少，平素形充色泽，至时②而大肉瘦削，肌肤枯燥，身微冷，头少汗。询其饮食，云粒米不进者已十余日矣。就证而论，颇难施治。余深思久之，知其上中下三焦阳气大亏，遂成斯证。盖上则肺卫之阳不固，所以身凉头汗而小便不利，非化源已绝之谓也；中则脾中之阳郁遏，所以肌枯肉削而水谷不入，是中气不运之谓也；下则肾中之阳式微，所以脐腹作痛，肛门重坠，乃蛰藏失司之谓也。如此三焦俱病之证，治宜扼重下焦。凡内损之人，自下损上者首在肾，以肾兼水火，肾安则水不挟肝上泛而凌土湿，火能益土运行而化精微。凡痢久必传肾，故肾安则脾愈安。昔孙思邈③云补脾不如补肾④，意在斯乎？余方始用真武汤加杞子、桂枝、苁蓉，壮肾阳以滋肾阴，即补火致水之旨，不治痢而治痢在其中矣。是故投一剂而酣睡半日，乃得身温汗收，即能食粥。投二剂而痢减痛缓，登厕自觉有力。继用理中汤加乌梅、木香，后天以中气为主，故治法亦不外乎理中，以脾土上交于肺，下交于肾，中治而上下皆治，医理如是，初非以己意出之也，接服四剂，而赤白十去其六，间有黄粪，腹痛尽除。

① 甲戌：清同治十三年，即1874年。

② 至时：疑为“至是”。

③ 孙思邈：“邈”原作“逊”，据文义改。

④ 补脾不如补肾：语见《济生方》卷七。

终以芪附、术附、参附三方并而为一，亦上中下三焦皆治之义。三方虽不专为治痢，而此证却需之，盖芪附固肺阳，术附固脾阳，参附扶肾阳，上中下三焦阳分大亏者，故必三方合用，始无遗漏。如此调治，本可渐愈，无如愚夫作事多不循理，病势方转，反嫌收功太迟，中道更变，叠更数医，俱未能批郤导窾①。病者无可奈何，向家人而言曰：服药无效，请医不如求神，且可省钱。不知其妻早欲见活菩萨，一闻此言，皆大欢喜，遂忙忙然往龙定山求药②，乞神之灵，以图幸愈。卒至日服日重，死而无悔，哀哉！

龙定山距剡城二十里，向有孤庙，射利之徒托神附乩③，赐方治病，自号活菩萨，凡愚夫愚妇无不堕其术中焉。近又捐钱数十贯，串同城中周某，诈称妻病垂危，得活菩萨药而复生，因重龙工神像，择吉送去，以酬厥愿。尔时放炮鸣锣，摇旗张伞，照耀耳目，俾往来行人咸知龙定山有活菩萨。嗣是求药者日益众，被害者亦不少，而蚩蚩④之流顾⑤谓服医药而生神使之，服神药而死天为之，而活菩萨之称终不绝于人口。呜呼噫嘻！积习如□，吾未如之何也已矣。

新昌廻山杨惠金乃室噤口痢坏症治略

昔人云噤口痢乃危险之证，斯言诚然。观证赤白兼下，至今十余日，每日仅能食饮三盏，是胃气既败矣。脉濡细如丝，

① 批郤导窾（kuǎn 款）：喻从关键处入手。典出《庄子·养生主》。郤，通“隙”，空隙；窾，骨节空处。

② 药：原作“乐”，据文义改。

③ 附乩（jī 机）：即扶乩，一种占卜方法。

④ 蚩蚩：无知貌。典出《诗经·卫风·氓》。

⑤ 顾：原作“愿”，据文义改。

乃悬绝之象，尤非痢证所宜。舌苔白滑，为火不制金，阳气不得发越所致。窃思病笃如此，惟神水金丹庶几有济。伊叔波水究心于医，问何法施治。余曰：不可救药矣。波水又诘曰：噤口不食如此证者，岂古人不垂成法，而先生亦无善策乎？余答之曰：昔丹溪谓胃热故也，善用人参、黄连①，此特一曲之见耳。然惟脾胃虚弱而食不能入者居多，亦有肾气虚，命门不能暖，而化源无主者，所以健脾宜参、术、干姜之属，温下宜用桂、附、吴萸之属。他如热毒闭塞心胸之间而噤口者，《外台》有用参苓白术散加菖蒲、仓米开其胸次②一法。又如湿热邪客，早用苦寒，致邪无出路而噤口者，臞仙③有用半夏泻心汤去甘草，取其补运辛开苦降一法。古训林立，非不可遵，今此症肝胃已败，只得束手，又何善策之与有？波水闻而叹曰：是殆命也夫。其夫君惠金欲于死中求生，余勉以附子理中汤加木香，接服五剂，赤白俱减，精神稍能自支。药似对证，然痢久而元已竭，仅仅药有小效，不得许为可治，况胃口仍然不开乎？嘱伊另延良医，脱手而归。

---

① 丹溪谓胃热……黄连：《丹溪心法》卷二："噤口痢者，胃口热甚故……又方：人参二分，姜炒黄连一分，为末浓煎，终日细细呷之。"

② 用参苓白术散……开其胸次：《仁斋直指方》卷二："下痢，禁口不食，虽曰脾虚，盖亦热气闭隔心胸所致也……惟真料参苓白术散加石菖蒲末，以道地粳米饮乘热调下。"

③ 臞仙：疑为"臞仙"。按明太祖第十六子朱权，字臞仙，号涵虚子、丹丘先生，封宁王，好医药，著有《乾坤生意》《臞仙神隐书》《臞仙活人心方》《寿域神方》等。

剡北塘口李春帆瘟疫病治略

（甲戌九月十六日）

春帆病瘟疫，十余日不愈，伊父煦亭延余医治，甫入座，未及诊脉，煦亭即述病情，谓：小儿年十三，自本月初七忽然乍寒乍热，至初九日又兼呕黄水，医用和胃之剂，不效。至十三日，身壮热，舌焦红，日夜躁狂，渴欲饮水，医用三黄汤，不效。次日清晨又吐蛔二条，改用加减连梅丸，舌略润，渴稍止，而呕仍不减，热亦渐加。证重固不待言，即此十余日不食不便，更属可虑。余曰：外感多不食，不食非病，不便乃病，治所当急耳。瘟疫邪入阳明，大便闭结，必使里气一通，肌表乃疏，自然汗愈。语毕就诊，脉得数实有力，右部甚于左，知是阳明府病，非下不除。余谓煦亭曰：令郎之证，其始之寒热交作者，疫邪初惑，尚无定著也。其继定呕吐[①]黄水者，疫邪深入，邪正相争也。其后之壮热不已，时而吐蛔，时而空呕者，疫邪传里，胃热如沸，下既不通，浊气上逆，势所必然也。种种变证，总由失下所致，就证用方，惟调胃承气汤，甘草易人中黄为合剂。煦亭又谓：小儿面浮足肿，元气亏乏可知，其何能当此重剂乎？余直告之曰：急下以存津液，善策也，独惜用之不早耳。前医不知瘟疫治法，故病至于斯。速进药饵，以救危急，无事多赘。果投一剂而病减半，二剂而病如失。次朝余乃旋归，越二日，煦亭来寓转方，余往新昌，廖儿复诊，书一调理方以了事。

---

① 吐：原作“土”，据裘本改。

剡北孙凝夏长媳瘟疫病治案

（甲戌九月二十四日）

中年寡妇，体质怯弱，忽病瘟疫。医者咸谓时当秋后，证属晚发，俗名秋呆子，乃以吴鞠通《条辨》中套法施治，十余日而病加重。治锋系凝夏堂弟，托伊作札邀余。诊脉沉实有力，右关更甚，身壮热，舌焦红，神昏谵语，齿齘①脚挛，大便闭，小便赤，显系阳明胃府病，下之可愈。余用大承气汤加人中黄方，其家翁凝夏行医有年，不知瘟疫治法，见而骇之，即携前方以示余，曰：小媳阴分多亏，服养阴清热之剂尚不能愈，投此峻剂，毋乃不可乎？余视其方，乃复脉去姜、桂，暑湿证中育阴套法耳，胡可治病于是？余正色相告曰：古人谓釜中扬沸，不如釜底抽薪，余方抽薪法也，较之育阴润燥因循误事以蹈扬沸之弊者，相去远矣。病势至斯，何可姑待？维时治锋在座，见余论证处方，声声称善。奈何其兄凝夏尚然踌躇莫决，弥深顾虑者，乃复晓之曰：余所以不惮山路崎岖，来斯一诊者，一则应治锋雅招，一则图令媳复苏。如服此方则病不愈，罚银百两，愈则分文不取。余言激切至此，凝夏乃放胆命服，果药一下咽，遂得熟睡至天明，泻出黑粪无数，再剂而病脱然。次朝，凝夏趋余前而揖，曰：先生真良医也。弟昨晚不免犹豫者，非敢致疑，实以谨疾耳。盖自贱荆亡后，家内事尽委此媳，关系匪②浅，病几危笃，安得不致慎重耶？然服药迁就，终属慢师，跪求恕罪，夫复何言？余起而辞之曰：令弟治锋，与余交好，

① 齿齘（xiè 谢）：牙齿相摩切。

② 匪：非。《诗经·大雅·烝民》："夙夜匪解，以事一人。"

今治阁下媳，如治治锋媳也，何敢介意？拱别而归，因并记此，以知时医世界无往不然，可发一叹。

剡西范村竺某黄瘅证治案

（乙亥[1]四月初八日）

自来阴阳二黄，病因各殊而病名并立。兹按右脉沉数，苔黄便燥，似属阳黄，左脉微弱，皮肤黄而晦暗，又似阴黄。思黄瘅古人譬之盦酱，湿合热郁而成黄，热久则湿去而干，故《金匮》云：湿热久郁，阴血必耗，宜滋其阴[2]。拙见以清热渗湿者治其阳，以祛寒燥湿者治其阴，亦寒热互用、阴阳相济之道也，而更以滋阴之法参乎其间，以滋阴者乃血分通治之方耳。此与黄尚清室人之症参看

茵陈三　赤苓三　川柏三　生山栀三　苍术二　桂枝二　知母三　血余三　生甘草一　生姜三　大枣三枚

王泽韩林松气喘兼肿胀治案

六脉细微，肿胀所忌。平素喘息多痰，至今更加大腹胀闷，腿肿如斗，腨[3]大如升，壮者患此，已属可虑，况年臻花甲有余者乎？由病证而察病情，总因天道不下济，地轴不上旋，上下浑如两截，有似否卦之义，所以肺气逆而喘作焉，脾气窒而胀成焉，肾气寒而水聚焉。脾肺肾三脏俱病，明系棘手重证，治宜用开天户，转地轴，使上气下济，下气上旋，复天地运行之常，庶几喘由此平，胀由此宽，水由此行。医理如是，但不

① 乙亥：清光绪元年，即1875年。
② 湿热久郁……宜滋其阴：语见《金匮要略浅注》卷七。
③ 腨（shuàn涮）：腿肚子。

知效之所奏何如耳。方用消水圣愈汤加生薏苡仁。

附子一五　细辛八分①　桂枝二　麻黄一　知母三　生姜三　大枣三个　甘草一　薏苡仁四

① 分：原字漫漶，据裘本补。

下卷

剡南蠡湖沈渭川呕吐证

病者年五十余，询知今岁春初忽然呕恶不止，腹内胀满，不得饮食，少顷即吐，每食惟进酒数爵，纵饮当饭，自春至夏，日甚一日。目前肌肉瘦削，步履艰难，按脉右关寸浮大，左关寸沉弦，明系肝木侮脾及胃，证非轻渺。余用半夏泻心汤加茯苓、乌梅，数剂获效，可知寒热错杂，气道阻塞，以致食物不入，必藉芩、连之苦降，人参之补运，干姜之辛开，半夏之平冲逆，茯苓之开胃阳，始尽止呕进食之妙。况甘草合干姜之辛，为辛甘化阳，合乌梅之酸，为酸甘化阴，不第寒热互用，抑且阴阳并调矣。

姜夏四　潞党三　川连一　黄芩一　甘草一　茯苓三　乌梅二　干姜一　大枣三个

新昌烟山杨波水内伤肝病案

（丙子①三月十二日）

肝病逾年不愈，正月交立春，渐加午后潮热，入夜不寐，手足抽掣，至三月清明节到，更觉发热不休，竟夜不寐，抑且手如挥拳，足如转筋。病日加重，幸胃气尚强，犹可扶持，否则乘脾致胀，势难为矣。按六脉弦大，清晨稍平，绎病情，上则肺卫之阳不固，中则脾中之阳抑遏，下则肾中之阳浮游，所

① 丙子：清光绪二年，即1876年。

以身热不寐，诸证蜂起，可知肝贼一纵一横，肆行无忌，脾肺肾三经受困，以致津液枯涸，阳气大虚，筋肉失养，如鱼失水，故手足筋惕，在所不免。治宜温补为急，一切阴分之药俱难任用，古人云治肝不应，当取阳明①，又云脉数大软弱为阳虚②，从此着想，不患无治。

此人去冬病内伤，曾延余医，未能复元。旋至今春，忽然午后发热，夜则多寤少寐，兼之手足抽掣，时医某认为怔忡，谓诸证皆阴虚所致，用龟板、鳖甲、牡蛎、熟地、首乌、远志、枣仁、青蒿、生地等味，遂觉身更大热，竟夜不寐，抑且手如挥拳，厉声并发，足如转筋，少寐即惊，直有不可终日之势。乃延余治，诊脉数大软弱，显系阳虚，寻常育阴养筋之剂不能胜任，须变法治之，仿古人治肝不应，当取阳明，以阳明主宗筋，宗筋主束骨③以利机关者也。先用参芪建中汤一剂，病人自知气遍四肢，似觉有效，再剂而病如故。余诚不解，病者自谓芍药伐肝，素所怕服。噫！岂真芍药伐肝之故耶？乃改投芪附、术附、参附三方合用，加乌梅、杞子、枣仁、茯神、炙草、桂圆肉、生姜，所谓辛甘化阳，酸甘化阴，阴阳互进，庶不失肝病之治。又早晨用半夏秫米汤加茯苓、桂枝、桑叶、丹皮、生姜、大枣，以不寐之证由阳极升而不入，阴郁沉而不附居多，急宜交阴阳，引卫入营，所以半夏秫米能使速睡，其余桂枝、茯苓通阳，桑叶、丹皮清热，古人谓胃不和则卧不安，此方和胃，兼理少阳，亦治法之所旁及耳。后以四君加黄芪、扁豆，兼吞薯蓣丸，调养数月而愈。

---

① 治肝……取阳明：语见《临证指南医案》卷七。

② 脉数大软弱为阳虚：《理虚元鉴》卷上："六脉软弱，阳虚极也。"

③ 宗筋主束骨：原作"束宗骨"三字，据《素问·痿论》补正。

晨服：

姜夏三　秫米一合　赤芩三　桂枝一　冬桑叶一　丹皮　广皮　炙草一　生姜一

［批］半夏□平，入胃经气分，及从阳通卫泄邪，秫米甘酸，入胃经血分，即从阴通营补虚，阴阳交通，其卧立至，故以病新发者服之，有覆杯则卧之效。

午服方：

潞党三　黄芪三　乌梅一　仙居术二　枣仁三　茯神三　淡附子一　桂圆七个　红枣五个　生姜一

临卧服：

东参三　桂圆七个　红枣五个

此方病者自欲服此非余意也。

薯蓣丸，《金匮》治虚劳诸不足，风气百疾。

薯蓣专理脾胃，上损下损，至此可以撑持。四君合神曲、豆卷、生姜、大枣除湿益气，四物合麦冬、阿胶养血滋阴，柴胡、桂枝、防风去邪散热，杏仁、桔梗、白蔹下气开郁。惟恐虚而有热之人，滋补之药上拒不受，故为散其邪热，开其热郁，而气血平顺，补益得当，至当不易之道也。

白蔹味苦，微寒微辛，反乌、附，解狼毒毒。薯蓣丸用之，取其辛凉散结，以解风气百疾之蕴蓄。又《本经》治目赤惊痫温疟①，取其解热毒之力，治阴肿带下，取其去湿热之力。同地肤子，治淋浊失精；同甘草，解狼毒之毒。

---

① 本经……温疟：《证类本草》卷十“白蔹”条《本经》原文（白字）：“（白蔹）主痈肿疽疮，散结气，止痛除热，目中赤，小儿惊痫温疟，女子阴中肿痛。”

剡西崇仁镇史美林气喘坏症治略

（丙子三月二十日）

美林，年臻五旬，夜间赤身立阶下撒小尿，偶尔感冒，次日即身热咳嗽，日夜危坐[①]，不得就枕。所谓外感之喘，多出于肺，尔时用麻黄、桂枝峻散可愈，乃医者因其平素体质虚弱，而用苏、杏轻剂，不效。改投参、附温补，而病遂增。后延裘小山、周渔帆二先生，一用赭石旋覆花汤，一用半夏泻心汤，喘得稍平，而满口白苔板实如故。其间邀余数次，适往烟山，越十余日余归，复邀，诊脉右关息止，左寸见结，而舌苔又板白如雪，是火不制金，心气绝而肺色乘于上也，法在不治。然病者望余救药已久，余怜其一息尚存，勉用小青龙汤，折为小剂与服，倘肺气一开，得复外降之常，便有生机，此亦医家婆心则然耳。服药后，至半夜渐可着枕，定属向安。不意次朝顽痰上壅，顷刻而逝，可知病危至此，医者慎勿幸愈为心，贪功而招杀人之谤也，谚云送终难过，信然。

剡西黄胜堂吕学琴暑湿证治略

（丙子三月廿八日）

病属暑湿相兼，医者第知渗湿而不知祛暑，牵延十五日，犹然身热如焚。忽一日颠狂[②]大发，甚至持刀行凶，工人被伤，内子[③]不敢近。余诊其脉，左关弦硬实大，余俱虚细，舌苔白

---

① 危坐：端坐。

② 颠狂：癫狂。颠，通“癫”。《说文通训定声·坤部》：“颠，叚借为‘瘨（癫）’。”

③ 内子：妻子。

滑，身热口苦，便闭溺赤，知为暑湿内留，木火上逆所致，与邪入心包不同，一切至宝丹、牛黄丸俱不可投。服余方一剂，行十里许时遂即大解，解后神识渐清，能食粥饮。次朝，学琴谓余曰：刻①家人言吾昨日狂乱不堪，幸先生救药，乃得安。余再书温胆汤加生白芍，嘱服数剂，自然全愈。

初方：

醋制半夏四　生甘草一　赤苓四　木通三　车前三　生栀仁一五　龙胆草一　柴胡三　赤苓二　泽泻三　元明粉四

此方即千金消暑丸合龙胆泻肝汤，去生地之甘滞，当归之辛温，而加元明粉通关降火以直折之，庶肝火之上逆者潜伏而潜消，继乃用温胆汤加生白芍以和之，盖肝与胆相表里，胆附于肝，肝热则胆②□。

刻北沙园张刚老肝病兼证治略

（丙子十月十八日）

询知病人素有肝气，迩因受惊，遂至竟夜不寐，午后汗出，心烦口渴，饥不欲食，舌红不燥，脉沉而弱。显系阴阳不交所致，盖阳极升而不入，阴郁沉附而不附，所以不寐多汗，诸证蜂起。治宜交阴阳，引卫入营主，而以滋化源、御克侮佐之，庶克有济。一切偏寒偏热、补益镇坠之药，姑置弗用。

酒芍养肝阴　桂枝通肝阳　炮姜温脾阳　茯苓开胃之阳　仙居术补脾阴　冬桑叶清少阳之气热　猪胆汁清少阳之血热　五味子滋肾阴　穞③豆皮熄肝风　炙草缓肝之急，合干姜辛甘化阳，合五味子酸甘化阴

---

① 刻：目下，此谓方才。

② 肝热则胆：裘本无此四字，“胆附于肝”下有“也”字。

③ 穞豆皮：黑豆皮。

红枣五个

兼服方：

姜夏四　秫米一合　生姜一　大枣二个

世医临此等证，候见汗出，即指为阳虚自汗，阴虚盗汗，遂以牡蛎散治自汗，柏子仁丸治盗汗，见不寐，即指为气虚血燥，遂用六君子汤加枣仁、黄芪治阳虚，以枣仁、生地、仓米煮粥治血燥，或固表、滋阴、泻火兼施，用当归六黄汤。殊不知阴病不能与阳和，则阳极升而不入阴，阳病不能与阴和，则阴郁沉而不附于阳，故其汗出不寐，非阴阳之不足，乃阴阳之不和也。余用前二方四剂，诸证皆愈，以后可渐进调养复元。是以知肝阳宜通，肝阴宜养，而胆附于肝，则胆热亦宜清。且肝之化源在肾，则肾阴宜滋，所谓滋水涵木也；肝克侮在脾，则脾土宜培，所谓补土敌木也。古人云治病必求其本，彼因病寻方，惯用套药，以致病变垂危，而惘然不知者，殆未即“本”之一字而思之，因并记此以示戒。

剡东陈村竹锦川目疾治略

（丙子十一月二十）

年臻六旬之人，素患目疾，近因触怒动肝气，两目遂觉上红瘴[①]，厚而不痛，十余日来饮食减半，兼之大便燥红，小便短数，按脉两手微弱。医作阴虚火旺治，大谬。盖目得水之精而能视，得火之用而能明，故在天为日月，在人为眼目。其为病也，有得之阴虚者，有得之阳虚者，有得之阴阳俱虚者。内伤目疾，知不外斯，一切寒热偏胜之剂，胡可漫施？按《金匮》云：阴阳俱不

① 瘴：疑为“障”。

足，当调之以甘药①。虽为虚损立方，而内伤眼目之治即寓其中。拙见以古没竭散②为主，佐以活血润燥，滋水熄风，庶几近理。

麻仁　苁蓉　菊花　血竭　没药　杞子　归身　石决明　穞豆皮

服三剂后，麻仁易枣仁，再服三剂。

剡北黄荆山陈祖彝内伤病治案

（丙子年十一月）

初诊：肝肾久病，兼及入脉，其因多端，难以缕析。施治之法，甘、酸、辛三味宜之，一切滋补镇坠之药，胡能胜任甘缓肝之急，酸泻肝之刚，辛散肝之郁，即滋肾之燥也？

杞子三　归身二　酒芍三　柴胡一　木瓜一五　桂枝　小茴一　青皮一　甘草二　生姜一　大枣二个

桂枝　归身　酒芍　小茴　丹皮　桑叶　柴胡　炙草　杞子　生姜　大枣

次诊：肾肝病，非一法可以了事，非积岁不能收功，夫人知之矣。兹诊脉浮而动，按之则软，少腹筋扛如故，兼之腹满嗳气，喉痒干咳，种种俱属肝肾为病。盖下虚则寒动于中，所当调以温药。书云阴加于阳则腹满③，胸中气不交通，故频嗳。肝纵行乘脾，横行乘肺，肺有二窍，其一在喉，肺气阻塞，则喉痒干咳所由来也。且肝与肾同源，与胆相表里，是宜通肝阳、

---

① 阴阳……甘药：《灵枢·邪气藏府病形》："诸小者，阴阳形气俱不足，勿取以针，而调以甘药也。"

② 古没竭散：《医宗金鉴》卷四十七治"胎衣不下"有"夺命散"，用没药、血竭二味，《医林改错》卷下载其方，名"古没竭散"。

③ 阴加于阳则腹满：语本《金匮要略浅注》卷四。

养肝阴、清胆热为主，兼顾肾脏以滋化源，而木得以涵，崇脾土以生肺金，而木有所制。目下药饵，姑以此法消息之，庶克有济。又每日空腹兼吞乌梅丸一钱半，仍不失肝病之治。

归身三　酒芍三　杞子三　桂子一　小茴　炙草　淮药三　丹皮一　桑叶一　生姜一　大枣二个

杞子三　归身三　酒芍三　桂枝一　茯苓三　乌梅一　小茴一　淮药三　炙草一　生姜一　大枣二个

三诊：木贼一纵一横，肆行无忌，致上中下三焦俱困，证固非轻，治亦不易，考古既无成法，从时仅有套方，医者当此，跋前疐后，在所不免，用是谬测病情，漫施方药。拙见以代赭石领橘核、小茴，下行治少腹疝气，旋覆花领半夏、生姜，上行治胸膈嗳气，参、术、甘草、大枣补土敌木，治腹中胀气，俾土生金而木有制，亦金生水而木以涵，即上下交病，当取其中①之意。医理大旨，知不外斯，至方之效与不效，则又视其人之幸与不幸耳。后来伊亦自知医理，按法调获病乃霍然。

代赭石四　橘核三　小茴一　仙居术三　炙甘草一　旋覆花一五　姜夏三　潞党三　生姜一　黑大枣二

丹厓年近卅，据述自去岁九月望后少腹两旁有筋扛起，大如拇指，时起时伏，并不作痛，气街穴处呱呱有声，且有气上冲，至胃则饱闷，得上嗳下②泄则稍快，两腿筋中似有气入腹，或左或右，一若瘕症忽聚忽散者然。医用散气药，则胸中气不能支，用重镇药，则少腹近腿处钻坠酸疼。绍城张春帆用苓桂术甘汤，嗳除而腹满如故。改加味芪附、术附、参附，不效。又投六味，加附子则

① 上下交病……取其中：语本《临证指南医案》卷一。

② 下：原作“丁”，据裘本改。

腹痛似饥，气撑至咽，加猺桂[①]则筋痃愈起，并足背冲阳[②]穴酸痛，牙关开合不利，舌苔微白，口不燥，唾痰灰黑，脉左关尺独数而无力。

少腹气瘕攻冲，生平痼疾也，沉疴十载，不时触发，发则冲胸作嗳，食减肌削，筋惕足软，苦不胜言，遍求时医，无一良治。丙子秋，始求治于先生，投匕[③]即差[④]，匝旬[⑤]而愈，相见恨晚，遂订知交。己卯[⑥]之秋，又病气冲作嗳，胸闷溲滞，舆疾[⑦]求治。先生诊右部脉，以二指于尺寸部轻重互按久之，点首曰：是矣，此症一剂可愈，何久为？赠方以桂枝、知、柏、苓、薯[⑧]各三钱。予素畏寒凉，得方颇讶，然以相信之深，回寓煎服[⑨]，覆杯果愈，真神治也。次日踵谢[⑩]，先生知予涉猎岐黄，为之纵谈医理[⑪]，直造轩岐之堂而入长沙之室，下视时辈诸等，自桧以下[⑫]。予抱恙多年，阅医殆遍，大率盲医瞎治，

① 猺桂：产于我国瑶族地区的肉桂。猺，古时对瑶族的蔑称。

② 阳：原作“汤”，据裘本改。

③ 匕：方寸匕，古时量药具，因以指药剂。

④ 差：同“瘥”，病愈。《方言》卷三：“差，愈也，南楚病愈者谓之‘差’。”

⑤ 匝旬：刚满一旬。

⑥ 己卯：清光绪五年，即1879年。

⑦ 舆疾：抱病乘车。舆，车子，亦指轿子。

⑧ 薯：薯蓣，即山药。

⑨ 服：原作“脉”，据裘本改。

⑩ 踵谢：登门道谢。又，“踵”原作“种”，据裘本改。

⑪ 理：原字漫漶，据裘本补。

⑫ 自桧以下：《左传·襄公二十九年》载吴公子札至鲁国，观周乐，各有评论，“自《郐》以下，无讥焉”，即未作评论，实为不值得评论，后用为不足道之意。桧，也作“郐”，西周初所封小国，其地在今河南密县一带，东周初为郑国所灭。

一平庸家数，已不多见①。至于切脉施治，神与古会，先生一人而已。今先生已往，瞬经廿年，而微躯强健，宿疴尽拔，自非先生之力，何能至此？所恨岁月蹉跎，学植荒落，头童齿豁②，报答奚③从？覆读是案，曷胜惭恧④？

时光绪二十三年岁次丁酉律叶仲吕之吉⑤

剡北荆山愚小侄丹厓氏陈祖彝谨跋

剡北一妇人唇口焦黑证治略⑥

剡北一妇人，年二十余，忽然唇口焦黑结壳，喉痛齿痛，牙床糜烂，饮食不能入口者五日。投以此方二剂，稍减一二。

生甘草三　桔梗三　川柏二　知母二　桂枝二　骨碎补三　桑叶二　丹皮二五　白芷　青盐五分，冲

此即甘桔汤合滋肾丸，以唇者阳明经所过之地，甘桔汤可以治之，喉痛火是虚炎上者⑦，滋肾丸可以治之。其间参入白芷清阳明胃湿热，骨碎补固齿驱风，冬桑叶治少阳气热，丹皮清少阳血热，青盐引浮火归根，所以用之得当耳。

次诊：前方已频服五剂，证减大半。此方服五剂后，又加熟地、附子，再服五剂，诸证脱然。此妇剡北石头堆刁老兄令

---

① 一平庸……多见：谓连一个称得上“平庸”水准的医生都属罕见，极言群医之低劣。家数，家法传统。

② 头童齿豁：典出唐代韩愈《进学解》。童，山无草木，因指头秃。

③ 奚：原字漫漶，据裘本补。

④ 惭恧（nǜ 衄）：惭愧。

⑤ 律叶仲吕之吉：夏历四月初一日。律，古时乐音十二律，用以纪一年之十二个月。叶，合于。仲吕，十二律中偶数各律为阴律，称“吕”，“仲吕”对应孟春之月，即夏历四月。吉，每月初一日。

⑥ 剡北……治略：此题原缺，据卷目及文例补。

⑦ 喉痛火是虚炎上者：疑为“喉痛是虚火炎上者”。

媳，诸医束手，余以此二方收功。此等证候，世所罕有，余亦未之多觏①。

生地五　淮药三　萸肉一　元参三　丹皮一五　泽泻　川柏一五

剡东王式斋病足治略②

剡东王式斋，病右足不能落地，不能屈伸，兼腨肚上有一块。此是湿热所成，其人患三日疟年余，用红毛人③截药，故致此。余以此方治之，渐愈。

桂枝　酒芍　炙草　姜夏　赤苓　广皮　海桐皮　大枣　生姜

次方：

姜夏　赤苓　米仁　桂枝　酒芍药　独活　炙甘草　归身　槟榔　鲜生姜　红枣

奉化一妇人痰喘治略④

奉化一妇人，年四十，喉间痰声如曳锯，气急似喘，经年不愈。服此方二剂，其病如失。或加白前一钱为向导，更妙。

旋覆花　红花　生香附　干姜　桂枝　紫苏梗　青葱

嵊城章阿芳之母腿膝肿痛治略⑤

嵊城章阿芳之母，年五十余，患腿膝肿痛，不能伸屈，用

---

① 觏（gòu 够）：遇到。

② 剡东王式斋病足治略：此题原缺，据卷目及文例补。

③ 红毛人：指荷兰人。

④ 奉化一妇人痰喘治略：此题原缺，据卷目及文例补。

⑤ 嵊城一妇人痰喘治略：此题原缺，据卷目及文例补。

此方五剂，而肿痛减半。

归身　川芎　赤芍　赤苓　防己　薏仁　独活　乳香　草薢　海风藤　大黑枣

其后再服此方数剂，其病如失。

归身　赤芍　金毛狗脊　乳香　甘草　海风藤　川芎　红枣

经验方法一百二十余方[1]

时证发斑，用此透之，热毒可解矣，较之化瘢等汤更上一层。

河银花　连翘　牛蒡　荆芥　防风　赤苓　生甘草　白芷　紫草　红枣

治久疟不愈，虚多邪少者，用之甚效。

归身　炮姜　炙草　生黄芪　柴胡　红枣

治咳嗽吐血，可再加血余炭。

生甘草　桔梗　炮姜　生侧柏　艾叶　生白芍　赤苓　青盐　大枣

治虚损午后潮热，或兼吐血者。

肥知母　川柏　桂枝　茯苓　泽泻　萸肉　青盐

治胸满气急，即胸痹之类。

干薤白　桂枝　姜夏　茯苓　新绛　旋覆花　瓜蒌皮生姜

治内伤咳嗽多日，兼发潮热者，用此。

生甘草　桔梗　桂枝　百部　五味　白前　炮姜炭　酒芍

治内伤日久，咳嗽不已，此方即甘桔汤合干姜五味子汤，

---

① 经验方法一百二十余方：此题原缺，据卷目补。

加象贝以清痰热。

炙甘草　桔梗　茯苓　干姜　细辛　百部　五味子　象贝　大枣

治心跳不宁，梦遗精滑等症，以阴阳互根之道，即此可见。方即《金匮》二加龙骨汤①，用之获效甚捷。

生龙骨　桂枝　炙草　生牡蛎　淡附子　生白芍　白薇　炮姜　大枣五个

治男子疝气在右，肿多痛少者，用之有效。

姜半夏　赤苓　山楂子　延胡索　黑山栀　泡吴萸　木通　青木香　川楝子

右睾丸之肿多痛少，与患左睾丸之痛多肿少者有异也。

姜半夏　赤苓　泡吴萸　橘核　枳壳　小茴香　桂枝　红枣

治暑湿证初起，开气分，此方可以通用。

生香附　薄荷　枳壳　麦芽　滑石　藿香　生甘草　灯心　葱白

治头疯②肝阳上冲。

蔓荆子一五　桑叶　丹皮一五　夏枯草一五　生甘草　穞豆皮　防风一五　葱白

治夏秋痧秽腹痛。

醋半夏　赤苓　生甘草　真降香五　青皮一五　生麦芽　苍术一五　大腹皮　葱管二支

① 二加龙骨汤：《金匮要略·血痹虚劳病脉证并治》有桂枝加龙骨牡蛎汤，宋人校订其书，称"《小品》云：虚弱浮热汗出者，除桂，加白薇、附子各三分，故曰二加龙骨汤。"

② 头疯：头风。

治癫狂不宁，此方神妙原出成方，用之屡获奇效。

生军　黄柏　黄连　黄芩　芦荟　龙胆草　青黛　麝香　山栀　生姜

治脾①胃虚寒，不能进食，久病尤宜。

潞党参　干姜　炙甘草　附子　广皮　生晒术　木香　红豆蔻　大枣

治新久疝气，此方有效，在左丸者更妙。

知母　川柏　桂枝　淡附子　茯苓　橘核　萸肉　干姜　宣木瓜　金铃子　紫衣胡桃

治暑湿证，热久不退，舌苔厚白者。

醋半夏　赤苓　滑石　通草　生甘草　生谷芽　桑叶　大豆黄卷　竹叶卷心

治挟热下痢，无论新久，皆可用，以此方鼓舞胃气为主也。

葛根　黄芩　黄连　赤芍　广木香　川柏　白头翁　秦皮　枳壳　赤苓　生姜

治痢疾身热者。

生甘草　赤苓　柴胡　老姜　雨茶

治身热头痛，胃口不开。方虽香苏饮加减，而却亦有法。

生香附　苏叶　厚朴　生谷芽　枳壳　生甘草　蔓荆　赤苓　葱白

治时行疟疾兼下痢者。

姜夏　神曲　厚朴　草果仁　生甘草　广木香　柴胡　生姜　雨茶

治肾虚气喘兼少腹痛者，无论男女皆宜。

---

① 脾：原作“庳”，据文义改。

茯苓　归身　桂枝　杞子　小茴　乌药　酒芍　红枣　生姜　将军帽

治暑湿证，腹痛身热，小便不利，口渴不喜饮，主以此方。

生米仁　醋半夏　赤苓　淡竹叶　藿香梗　片通草　象贝母　灯心引

温胃健脾进食妙方。

潞党参　姜　炙草　苹澄茄　姜夏　白茯苓　南京术　广木香

治水肿气胀属实者，此方可以通用。

赤苓　猪苓　泽泻　海桐皮　姜夏　桂枝　苍术　苏叶　广皮　小香菌

治头疯眼痛方

冬桑叶　没药　石决明　夏枯草　生白芍　菊花　生地　柴胡　血竭

治暑湿热久不退，舌苔厚白者。

醋半夏　赤苓　滑石　通草一五　生甘草　生谷芽　大豆卷　桑叶　竹叶卷心

治寒热交作，日久不愈，无论偏寒偏热，小柴胡加桂枝，全以日久二字着眼。

柴胡　姜夏　炙草　潞党参　桂枝　黄芩

加大枣、老姜。

治夏月疟疾二三发后通用之法。

滑石　姜夏　赤苓　苍术　青皮　草果仁　黄芩　通草　老姜三片

治发痧腹痛，兼恶心呕吐，如大[1]便闭者，可加苦杏仁。

真降香一五　藿香梗　青木香　赤芍　紫苏梗　白茯苓　厚朴　炙甘草　青葱管

治呕恶腹痛，舌苔白滑，用此无不见效。然必虚寒脉微弱者宜此，若兼阴暑寒湿，或夏月患此，半夏可以醋制，仿孙真人千金消暑丸法也。

半夏　茯苓　炙草　炮姜　桂枝　红豆蔻　木瓜　广木香　大枣

治湿温病后胃口未开，稍见满闷，口甚甜者。此即平胃散加味，佩兰叶专治口甜，以脾热则口甜[2]也。

苍术　厚朴　赤苓　姜夏　佩兰叶　青皮

治夏秋之间寒热如疟，然必须发二三旬者方可用此。

姜夏　厚朴　苍术　青皮　草果　通草　滑石　苏叶　黄芩　生姜

治温疫壮[3]热狂乱，苔燥微黑，尖红者，以此，即三乙承气汤甘草易人中黄。

生锦纹[4]　元明粉　厚朴　枳实　鲜生姜　生甘草

治温疫初起，舌微红无苔，呕恶满闷，发热。病气传染，从口鼻入者可用，若已入募原，则苔白如积，达原饮在所必需。

生甘草　苏叶　连翘　赤苓　人中黄　生谷芽　姜夏　秦艽　赤芍　灯草引

六旬老妇，偶染秋暑，遂而身热，苔白，尖微红，昏倦，

---

① 大：原字漫漶，据裘本补。

② 脾热则口甜：语见《类证治裁》卷六。

③ 壮：原作“肚”，据文义改。

④ 生锦纹：生大黄。

不寐不食。投此方，二剂而愈。前医误认湿邪蒙闭，以时证套药，致绵延日久，病反加重。此妇东乡芝溪孙明效乃室。甲戌八月二十六日

姜夏　赤苓　广皮　生谷芽　苍术　生香附　甘草　生姜　大枣

夏秋伤暑，发热汗出，脉虚溺赤，口渴心烦。初方即可用此，无不见效。

醋半夏　茯苓　生甘草　苍术　广皮　苏薄荷　苏叶

加葱白、生姜。

夏秋之间，上吐下泻，肢冷脉伏者，服之立效。此即大顺散加苓、夏、降香。

杏仁三　干姜五分　桂枝二　炙草一　赤苓三　姜夏　降香二

加葱白。

发痧后腹微痛，呕恶不能食，此方有效。

姜夏　赤苓　生甘草　杏仁　桂枝　真降香　枳壳　青木香　砂仁

治湿热内留，身热，口苦痰多，系木火上逆者，方即温胆汤合碧玉散。

半夏　赤苓　枳实　滑石　通草　青黛

自加金竹茹。

治夏秋暑湿证，发热神昏，舌红脉大者，宜此。

羚羊片　生甘草　赤苓　石菖蒲　通草　元明粉　淡竹叶　枳壳

加灯心。

继用此方，以通大便，其病如失矣。

天花粉　葛根　枳壳　苦杏仁　大麻仁　元明粉　桃仁　银花　淡黄芩　当归身　松子仁

上三方，甲戌夏治长安村王大见妻，年近卅，患暑湿证，用此三方，病乃脱然。

治新昌澄潭镇长春庵住持王玉美久疟不愈，余用景岳何人饮加味法得痊。

制首乌　潞党　归身　炙草　桔梗　五味子　炮姜　大枣

嵊邑小砩村赵咸林时证治略：其人口甜，身热咳嗽，胃不开，已有旬日，服之口甜如失，诸证得愈七八。方以佩兰叶为君，书云脾热则口甜，惟佩兰叶可以治之。俗法五叶汤，时医所尚。余加生甘草、桔梗、生香附、茯苓，另有意义。

佩兰叶　苏叶　藿香叶　冬桑叶　薄荷叶　生香附　赤苓　苦桔梗　生甘草　葱白

剡东屠家埠屠阿莲乃室痢证案：妇年四十余，患痢红白相兼，每日十余次。比余医时，已越二十日矣，其证胸闷呕恶，当脐刺痛，粒米不进，脉左部沉小，右关独大，舌红唇燥，头面赤，口不渴，所谓内真寒而外假热，但温其中可也。此方一剂，诸证皆减。即理中汤、苓桂术甘汤二方合用加味法即二方加广木香、乌药。

次服此方，病愈七八，惜胃气尚未苏耳。

潞党参　炮姜　炙草　乌梅　广木香　白茯苓　南京术　大枣

治夏日暑邪内留，腹痛呕吐，身微热者，此方即千金消暑丸加枳实、降香，合香苏散，或再加藿香梗亦可。

醋制半夏　赤苓　生甘草　枳实　降香　制香附　广皮　苏叶　青葱

治湿热久郁，身痛，气急痰多，服此方，立愈。即苍白二陈汤加白芥子、苏梗。

苍术　独活　姜夏　生白术　赤苓　白芥子　青皮　苏梗　生姜

治夏月伤暑，泻痢腹痛。

川草薢　赤苓　乌药　醋半夏　生甘草　苏①叶　灯心

嵊南乡上碧溪俞凤金之妻，年二十余，患三阳痢，赤白相兼，身热不食，昼夜数十次。服此方二剂，痛减七八，痢变水泻，越三日而全愈。以凡痢，必先表散，使之从表而出，故能取效之速。如痢不发热者，亦当表散。

葛根　苏叶　柴胡　羌活　生香附　赤芍　广木香　赤苓　山楂　葱白

嵊北塘口李春帆，瘟疫，以调胃承气汤，甘草易人中黄，服后病减半，继以此方而始霍然。

葛根　栝蒌仁　连翘　人中黄　草果仁　知母　丹参　象贝　厚朴　干荷叶

妇女腹痛，尤当。

潞党参　酒芍　炙草　良姜　桂枝　全当归　黑枣　饴糖

姜人才，台州人也，立夏前五日忽然呕吐腹痛，有似痧秽，此方一剂全愈。方中乌梅易木瓜。尤当若遇盛夏，切勿轻用，以良姜辛热故也。

炙甘草　丁香　没药　高良姜　乌梅肉　嫩桂枝　酒芍　大枣

胃气欲绝而呃，肢冷如冰，脉伏。

---

① 苏：原作“车”，据裘本改。

方以附子理中汤加乌梅、广皮、茯苓、母丁香。

肝气腹痛，经久不愈，属寒居多。

制附子　干姜　桂枝　金铃子　乌梅肉　炙甘草　橘核　青盐

嵊城南货店伙陈敦彝，右手臂酸痛浮肿，主以此方。

桂枝　川芎　归身　羌活　独活　风藤　乳香　青木香　炙草　生姜　红枣

虚人肠风下血。

黄芪　归身　炮姜　生甘草　酒芍　炒槐米　荆芥　防风　黑大枣

嵊西沙地史经第室人，八月初旬患痢赤白，至十八日方愈。至二十日小溲始而短少，继而点滴不通，兼之呕恶频频，一似关格者。然余诊时，脉微弱，舌微红，询知其口不渴，书云不渴而小便不利者，热在下焦血分也①，宜滋阴化气之法，遂以滋肾丸合五苓散，加姜夏、金樱根，二剂而愈。

桂枝　知母　川柏　赤苓　猪苓　泽泻　仙居术　姜夏

自加金樱根、老生姜、黑大枣。

崇仁裘观雅，虚损证，吐鲜血数碗，稍见紫色。余医时在夏至后，询知其前已吐过二次，未有如此之多者。其脉两手微而数，独左关稍弦，午后身热，胃气减少，四肢倦怠。服此方三剂而血止热退，后加潞党参、仙居术，再服十余剂而愈。

生甘草　桔梗　丹皮　生白芍　血余炭　生柏叶　艾叶　茯苓　炮姜炭

剡城周和衷，呕吐证，牵延二年余，服此方十余剂而愈。

---

① 不渴……下焦血分也：语本《兰室秘藏》卷下。

惜乎病者厌药，断根却难耳。

路党参　炙草　吴茱萸　酒芍　台乌药　老姜　大枣

张小第，坭水匠，腹痛二三年，服此方，立愈。后改方，再将原方加木瓜，即丁香止痛散合芍药甘草①，去小茴，加当归、桂、附，取其温通辛散甘缓之意。次加木瓜，亦酸甘化阴，辛甘化阳法也。

高良姜　丁香　炙甘草　归身　桂枝　淡附子　大枣

次方：前方内加宣木瓜。

新昌小遁山徐松年室人，虚损证，肌肉瘦削，五心烦热，不寐汗出，腹鸣便泄，胃口全无。服此方二剂，诸证皆减。

姜半夏　茯苓　广皮　穞豆皮　生谷芽　粉丹皮　炙草　老姜　大枣　秫米

次用此方三剂，大便一日二次，胃口已开，不过寐时尚有微汗，腹鸣全除。

桂枝　酒芍　茯苓　桑叶　穞豆皮　路党参　炙草　炮姜　五味子　大枣

会稽庙下钟元音肝病治案：初诊：久病由肾及肝，变幻多端，用药大旨，甘以缓急，酸以泻刚，辛以散郁。一切偏寒偏热之剂，胡能胜任？

桂枝　酒芍　木瓜　炮姜　炙草　柴胡　生谷芽

次诊：书云：少阴之气注于肝，阴盛水寒则肝气不舒而郁，故木欲出地而不得出，则中土亦因之不宁②。病本在肾而病机在肝，肝肾同治，固所当然，而胆附于肝，亦不可遗，治宜通

---

① 芍药甘草：指芍药甘草汤，用芍药、甘草二味，方见《伤寒论·辨太阳病脉证并治》。又，下方组成疑缺芍药。

② 少阴之气……因之不宁：语本《伤寒附翼》卷下。

肝阳，养肝阴，清胆热，兼顾肾脏以滋化源，而木得所涵，崇脾土以生肺金，而木有所制，且酸甘化阴、辛甘化阳之法亦寓其中。目下姑以此消息之，毋云虚家需补剂也。

桂枝　酒芍　五味子　仙居术　冬桑叶　丹皮　炮姜　制香附　穞豆皮　炙甘草

病者亦知医理，其年五十有六，自春至今，每日午后寒热，胃亦不开，腹中不快，两手脉微而弦，此阴盛阳衰证也。北乡王某作阴虚火旺治，大谬，其方以六味汤加龟板、牡蛎，所以药进病增，邀余诊视耳。

治少阳证兼头风耳痛。

冬桑叶　丹皮　连翘　夏枯草　白茯苓　生米仁　姜夏　菖蒲　青葱

治中风不语，不省人事，身微热，痰声如曳锯，法在不治，勉以此方，诸证减半，似有望路，但不知其后何如耳？其人即新昌陈某，年五十余，家虽小康，惜无子嗣，其苦谁知？

姜夏　赤苓　桂枝　羌活　独活　炙草　白薇　南京术　木瓜　僵蚕　生姜

苓桂术甘汤加旋覆花、姜夏、生姜、青葱，治痰嗽气急者，此方服之甚效。

治肾厥头痛汗出，少腹痛，大便燥，用此方，立愈。内伤患此者最多。

杞子　当归　炮姜　甘菊花　茯苓　嫩桂枝　炙草　酒芍　柏子仁　紫衣胡桃肉

酒客伤湿，头痛腹胀，服此方可愈。余治陈贵岳以此方。

姜半夏　厚朴　干姜　红豆蔻　广皮　苍术　炙草　广木香　细辛

治妇人肝气腹痛，兼有瘀滞而偏于左者，此即芍药甘草汤合金铃子散，加小茴、没药、炮姜。［批］芍药、甘草、延胡、新绛、金铃子，加小茴、没药、炮姜。

治内伤咳嗽气急，或痰多，此甘桔汤加味法。

炙草　桔梗　茯苓　旋覆花　百部　象山贝　白前　大枣

治咳嗽气急痰多，属风寒者，加苏叶，此即苇茎汤合甘桔汤、甘草干姜汤。

生甘草　桔梗　炮姜　干苇茎　冬瓜仁　薏苡仁　茯苓　白前　黑大枣

治痰饮咳嗽气急方，即苓桂术甘汤加姜夏、瓦楞子、生姜、大枣方不另载。

治屠家埠屠开霞之母，年已六旬，忽然寒热如疟。医者咸以疟法施治，有以小柴胡加鳖甲、槟榔、青皮等药，服至二十剂，不效。余诊其脉无弦象，热发午后，乃营卫不调所致，服此方三帖，全愈。丙子四月十四日

绵茵陈　赤苓　泽泻　南京术　生米仁　结猪苓　炙草　桂枝　蔻仁　老生姜

治嵊城九五衕①童某，此方甘桔汤合干姜五味子汤，加茯苓，以茯苓偕甘草能清虚热。凡虚损之人，咳嗽多痰，口燥舌红，午后身热，以此方治之，有效。五六帖后可加参、术。若从时用参麦六味之类，一派纯阴以遏生阳，鲜有不殒命者。余于此法屡用屡效，慎勿视为平淡无奇也。

炙甘草　桔梗　炮姜　五味子　白茯苓　北细辛　黑枣

治嵊邑床冈张阿坦，手足瘈软无力，胃口不开，大腹胀满。

① 衕（tong）：小街道。

显系脾经寒湿所致，牵延数月未愈。服此方二帖，乃得脱然。方即和胃二陈加桂枝、苍术。

姜夏　赤苓　桂枝　干姜　广皮　炙草　砂仁　苍术　黑枣

治男妇小腹痛，或块痛，然治男人左睾丸痛更妙。大抵患左者痛多肿少，与患右睾丸之肿多痛少有异矣。

熟地　茯苓　淮药　泽泻　丹皮　萸肉　桂心　附子　橘核

治虚人背痛手痠，随晴雨而变动，服此得愈。余医张益端用，其人年三十余，新昌人。

潞党参　干姜　炙甘草　海风藤　桂枝　当归身　乳香　红枣

治内伤骨蒸发热，经年不愈，饮食稀少，肌肉瘦削，痨瘵已成，法在不治。前此清少阳，滋肾阴，俱未见效。服此方，间有得愈者。然从时处方，究不可以为训，此即青蒿鳖甲汤合滋肾丸。

生地黄　青蒿子　知母　生白芍　川柏　生鳖甲　生甘草　桂枝　地骨皮　生姜

治久嗽不已，一切清肺之药俱不见效。此即甘桔汤合五味子汤，加百药煎。

炙草　桔梗　细辛　五味子　干姜　百药煎　茯苓　大枣

治水肿，小便不利，而脚气尤甚者。

生米仁　赤苓　苏叶　知母　甘草　通草　小香茴　老生姜

虚风所侵，手臂痠痛等证。

生黄芪　归身　炙草　桂枝　赤芍　海风藤　明乳香　红枣

嵊县吴伯泉乃室，身热呕恶，眼白红，数帖而愈。此人素有肝气，致成虚损。今所以呕恶者，肝气逆也；眼白红者，肝经血热而郁也；身热者；肝阴肝阳交争也。

归身　酒芍　制香附　青皮　姜半夏　桑叶　丹皮　白茯苓　炙草　生姜

妇人男子胸膈满闷，气急痰多，恶心欲吐。此即薤白桂苦酒汤合香苏散，苏叶易苏梗。

干薤白　桂枝　干姜　栝蒌皮　姜半夏　赤茯苓　生香附　苏梗　大枣　苦酒少许冲

瘀血腹痛，牵延日久，此方二剂，自愈。方即泽兰汤加味。嵊县泥司袁阿六患此，服此方脱然。

治长夏受湿，胃不开，或寒热如疟等证。

姜夏　赤苓　桂枝　生谷芽　广皮　苍术　炙草　厚朴　生姜

治虚损，舌红如镜面者，《金匮》名炙甘草汤，后人名复[1]脉汤，此方之妙，阴分药中参以姜、桂之大辛大热，以鼓动其阳，盖气之所至，水亦至也。

炙甘草　沙参　干姜　桂枝　麦冬　驴胶珠　酸枣仁　茯苓　生地　大枣

原方有麻仁，余易以枣仁者，因证用药，不可泥于古法之不可易。

娠妊崩漏，或带下，数月未愈，以此方五剂，证愈七八，然治漏尤宜。崩[2]为急证，倘有肝经郁火，鹿角、菟丝等味药

① 复：原作“伏”，据文义改。

② 崩：原作“奔”，据裘本改。

性升提，不可用同治。甲戌年，余医崇仁镇下市头一妇人，其夫名则余忘之矣。

菟丝饼　路党　茯苓　炙草　鹿角霜　仙居术　生黄芪　炒杜仲　大枣

呕吐满闷，饮食难进，其效如神。方用景岳参姜饮加姜夏、宣木瓜。

党参　荜茇　茯苓　姜夏　广皮　木瓜　清炙草

内伤发热，呕恶，营卫不和。

桂枝　酒芍　生谷芽　茯苓　炮姜　生香附　苏梗　生甘草　大枣

吐血衄血，面红，身微热，为少阳相火上冲。此即仲景柏叶汤加桑叶、丹皮。

侧柏叶　艾叶　炮姜炭　炙草　冬桑叶　丹皮　红枣

虚损年余，医者皆用清润之药，致身热便泻，咳嗽汗出，大危之候。服此方，诸证顿减。

仙居术　路党　淡附子　乌梅肉　生黄芪　炙草　大枣

虚损，咳嗽咽痛，失血汗出。勉用此方一剂，再加炮姜至七八分，则见效矣。

炙甘草　桔梗　茯苓　五味子　血余炭　熟玉竹　百部　大枣

崇仁镇裘杰人，年四十余，忽然不能语言，兼之右半身不能屈伸，时有痛楚。先以此方运脾逐湿，活血祛风，后用补阳还五汤。[批] 补阳还五汤，赤芍三，川芎三，归尾四，桃仁三，红花三，黄芪四□。

茅苍术四　茯苓四　僵蚕四　赤芍一五　海风藤三　炙草　老生姜　红枣

前方治湿中法也，即苍白二陈加僵蚕、海风藤、赤芍。

治胸痹气急痰多者，以此方。

干薤白　桂枝　缩砂壳　旋覆花　茯苓　瓜蒌壳　姜夏　新绛　青葱　生姜

治风寒湿三气为痹日久，再加防风较好。

桂枝　酒芍　秦艽　海风藤　生甘草　赤苓　米仁　生姜　生黄芪

治虚损，咳嗽身热，兼呕恶吐逆，研冲：

丁香　炙草　良姜　酒芍　桂枝　大枣

治虚损久嗽，不宜清润，以此颇当。

生黄芪　仙居术　炙草　五味子　杏仁　生干姜　白前　大枣　生姜

治虚损，少腹疼痛，肝肾大亏者，方即暖肝煎加味法也。

茯苓　酒芍　杞子　桂枝　小茴　淡附子　淡苁蓉　台乌药

治内伤，呕恶发热，多属少阳，俗名肝气上冲。

姜半夏　赤苓　党参　青皮　冬桑叶　炙甘草　丹皮　生姜

治右睾丸肿，微有痛。

姜夏　茯苓　青皮　小茴　橘核　桂枝　木通　延胡　金铃子　青葱

治胸痹症，此方无不见效。

干薤白　姜夏　生香附　瓜蒌皮　桂枝　生甘草　生姜

治积聚证，胁下有大块，或在左在右，或左右皆有，乃属肥气、痞气之类，此方兼能治之。

鳖甲　青皮　砂仁　柴胡　香附　姜夏　碧苏术　归身　赤芍　赤苓　生姜

治水肿，胀满苔白，属湿寒者宜此。

南京术　桂枝　泽泻　赤苓　猪苓　广木香　干姜　红豆蔻　大枣

治阳黄证，胃有瘀热，兼身热者，以此方。

绵茵陈三　生大黄二　川柏　生山栀[1]　生香附

治东山金际祥气喘，六七日不愈，兼痰饮咳嗽，呕恶不绝。医者挟虚损成见，用八味丸、建中汤，其喘更甚。余意夏月微有暑湿之邪壅遏肺气使然，况出气不利较吸气不利更甚，是明证也。先以此方与服，开上焦壅遏之气。此方即小青龙汤去麻黄，加桔梗、白前。同治十三年七月

姜夏　干姜　桂枝　细辛　五味　炙草　酒芍　白前　桔梗　大枣

次以苓桂术甘汤加杞子，治下焦吸气之不利，兼治痰饮，亦外饮治脾、内饮治肾之法，一举而两扼其要。

治夏月暑湿证初起，方以千金消暑丸、六一散、香苏散三方合用。

醋半夏　通草　茯苓　滑石　生甘草　生香附　苏叶　广皮　苍术　生谷芽

加葱白、灯心。

治平人胃不开，无他病，此方主之。

方即理中汤加广木香、益智仁、赤苓。

治妇女少腹痛，无论左右，但有瘀而痛者宜之。此即《医

---

① 栀：原作“桅”，据文义改。

林改错》小腹茴香汤①加味法也。

炒小茴　炮姜　延胡　桂枝　赤芍　广木香　归身　没药　红枣

治肾经津液干枯，大便闭结，宜润剂者，用之有效。

淡苁蓉　当归　茯苓　生甘草　桃仁泥　赤芍　广木香　大麻仁　川芎　红枣

单腹胀，用此方开太阳，法在《金匮》。

方即五苓散加大腹皮、生米仁、老姜、大枣。

治疝证痛在左者。

熟地　淮药　茯苓　萸肉　丹皮　泽泻　桂枝　附子　橘核　小茴　青盐

治吐血咳嗽，日久者更妙。

方即干姜五味子细辛汤合甘桔汤，加丹参、茯苓、血余、大枣。

治内伤气喘证，以此。或单用杞子六钱，加生姜、大枣亦可。

杞子　桂枝　炙草　茯苓　苏梗旁抽小枝可用　紫衣胡桃肉

治肾虚气喘，兼少腹痛者，男女皆宜。

茯苓　归身　桂枝　杞子　小茴　乌药　将军帽　酒芍　红枣　生姜

治胸满气急，即胸痹之类。

干薤白　桂枝　姜夏　茯苓　新绛　旋覆花　瓜蒌壳　生姜

虚损，午后潮热，兼吐血者。

---

①　小腹茴香汤：即少腹逐瘀汤，方见《医林改错》卷下。按《医林改错》卷下“少腹逐瘀汤说”有“方歌”，首句云“少腹茴香与炒姜”，“小腹茴香汤”之名本此，惟“小”当作“少”。

知母　川柏　桂枝　白茯苓　泽泻　萸肉　青盐

疮毒后调理法。

生黄芪　防风　生甘草　生米仁　归身　香白芷　川芎　红枣

上百二十余方，非出先君本意留存，是余侍膳之余，每见病家持方来寓，闻述病情，云服上方俱获奇效，求先君复诊处方。余于是每方旁注病原，细味方义，法多入古，虽出加减，亦必有法，非比时俗套方，全无理气。于加减之中，惟桂枝汤加味法最多，然桂枝之功用甚大，而桂枝之遭屈弥甚。乃吾先君收而用之，获效恒多，故时人美先君之善用桂枝者，因名先君曰“桂枝先生”，君颔而额之，遂名轩曰“桂枝轩”。然而桂枝非但时人莫识，且诸子百家亦多有不能任用者。噫！桂枝也，何其不遇时之甚也。因并识之，以泄桂枝之公愤云尔。[批] 桂枝辛甘温，通血脉，调营卫，开腠理，行手臂，和水饮。

徐子麐谨识

附案一十九[1]证

同乡八石板旧友斯福庆室人胎死腹中治略

（同治十年六月中旬）

福庆室人，怀孕十月，偶染暑邪，口渴舌红，身热腹痛，当时不即服药，延至六七日，腹大痛拒按。福庆自忖将产，忙催稳婆，坐待三日，痛极而厥，厥后崩下血水血块，以数斗计，亦色紫黑，腹顿收如平人，痛犹乍作乍止。稳婆不解，妄进血臌之说以惑之。福庆未之深信，旋叩余扉，邀诊是否血臌。随诊六脉数实有力，右关洪大而芤，干苔青紫，张口一嘘，臭秽之气弥漫一室，病者踡卧似脱，命按其小腹，冷若冰凝。以证合脉，显系胎死腹中，危险之至，若用寻常下胎套方，产妇命必不保。跋前疐后，始得治法，拟十全大补汤大剂与服。方未写就，福庆急止而问曰：素知足下于医一道究心有年，胎产腹痛[2]未已，遽用峻补，于意云何？余曰：尊阃体质本属虚寒，热充表里，三焦薰蒸互中，胎受热逼，热极胎伤，胎伤而热挟胞胎污秽之气升腾于上，所以痛极而厥也。验其苔色青而少腹冷，又兼口臭如此，知其胎已朽败。据述所下之血色紫而衃[3]，明知下焦阴寒之气与朽败之秽浊互相感召而凝结。况其人中宫素寒，人身犹小天，暑月六阳尽出乎地上，凡阳气有余于外者，必不足于中，若不急投温补之剂，则所凝之衃从何而化？若不峻补其气血，则朽败之胎必不能送之使下。吾虽初学，医理大

① 九：原作“七”，据附案实数改。目录同。
② 痛：原作“未”，据裘本改。
③ 衃（pēi 胚）：紫黑色的瘀血。

旨，知不越此。兄其不必过于慎谨，速进汤药，毋自延误。于是福庆命侄速去配药，服之约二时许，产妇腹痛大作，狂呼踊跃，促余再诊，刚及暗房，室内止余快退，余遂还座。少顷而福庆侄妇向余欣欣称贺，曰：先生果有先见之明，药进之后，产下一物，头青腹破，四体筋连骨脱，想在母腹中死已多日耳。余亦不之遑答，嘱福庆即服生化汤加丹参一剂，可保无忧。旁又一人诘余而言曰：如热毒逼胎，而方中之肉桂辛热，不啻火上添油，用之反收奇功，此中之义，还敢质之。余即从容示之曰：如此证初起能用祛暑解热之品，本可母子两全其命。任其暑热散漫，不即医治，以致热伤胞胎，胎伤，热犹未得出路，直待崩决而下，热随崩泄，犹譬诸伤寒热邪传里用承气汤相彷，热得下而已除，所留者仅血[①]液凝聚，并本然之阴寒胶滞于子宫，又有腐朽之胞胎横逆倒置，步位迁移，非肉桂之辛热，焉能散其寒而化其胶结也？更藉参、芪、归、芍、地、术之多脂多津以襄助之，则肉桂方能尽其长而神其技也。上古神农医药三品，义只如是。举座称善。福庆又曰：假当时听信稳婆，命岂能保乎？然则善后又当如何？余思产后百会疼痛，因虚所致，以生化汤加参、芪接服五剂，余照常产调护，百会痛止，腹中疼减，药可止矣。外宜谷肉果菜，食养两致，无使过焉，百日工夫，庶克复元。福庆一切领纳，余亦窃喜，初次临证得成侥幸之功，而红汗[②]已透襟襦矣。

① 血：原字漫漶，据裘本补。
② 红汗：疑有误。

剡东下王村童梅坪内伤兼外感治略

（壬申五月十九日）

楙才[1]童梅坪，余之莫逆友也，其人平素品望甚隆，凡乡里鼠牙[2]相争者，莫不赖其一言以解纷。昔喻嘉言先生所谓形乐而志苦[3]者，即其人矣。今春戒鸦片后，似觉精惫神倦，延至五月，暑阳暴盛，犹不自知中气已馁，勉强奔走，暑邪乘虚袭入，忽尔吐泻交作。是时用祛暑安中，本可立愈，无如有新知医道者，竟以理中汤，欲其止泻治呕，一剂而渐变舌红口渴，便闭腹痛，小腹连起数块，痛拒按摩，次日连及大腹，昼夜不能眠，比余至，已经三日矣。诊左三部弦硬如石，右三部洪大滑石，舌苔干红，中夹黄厚，身热如燔炭，腹中之块一痛而上攻贯膈，还于少腹，二便紧闭，凡茶饮入口，饱闷难堪。不知者以为何物邪气，知之者知其为暑热秽恶之毒弥漫于三焦以致然也。夫暑为阳邪，得理中之辛甘温补，以热招热，将一团邪火包罗于中，更兼参、术之多脂，以助纣为恶，诗文腹中竟作攻战之场，若此则鲜有不致殒生者也。所幸者舌干而红，便闭不自痢，可用急下以存津液，次日果得脉静身凉，块亦尽除，足见调胃承气之力也。梅坪索善后药方，当复何如。余思大病之后，先宜调和胃气，更于药饵外加以自养工夫，庶有复元之日，否则变证不测，药石难施，兄其慎之。梅坪伏枕领纳，余亦返矣。余初诊时尚在五月十九，旋至六月十九，复得来函，

---

① 楙才：茂才，亦即秀才，汉代选拔人才科目之一，后世用为对各类生员之称。

② 鼠牙：喻讼事或引起争讼的细微小事。

③ 形乐而志苦：语本《素问·血气形志》篇。

云别后似觉步步春风，舌苔亦滋润，后半隐上微白，较前之纯红柔嫩时相去远矣，胸膈亦宽舒，大便亦有黄色，不过微溏，日约三四次，小便亦长，倦卧如故，惟痰嗽不减，胃气尚弱，欲以稀粥易米饮，犹未能易，然较前略加知味矣。余答以信，云：前用六味、竹叶石膏者，建中汤二方已得弋获，目下惟阳不入于阴，阴郁沉而不附于阳，仲圣每遇阴阳不交之证，重在中气。其所以扼重中气者，中气一立，营卫流行，胃气右旋，冷汗自止耳。兄于医一道尚未入门，切勿匠心自用。弟虽初涉医境，间尝闻于过庭[1]时者屡屡。刻付贵伻之方，服之如无他变，便可接服十余剂，勿以效迟为嫌，是嘱是望。梅坪服余药后，本得逐日起色，不意死生有命，告变不测，病者又欲邀余复诊处方，而座客议余阅历未多，劝请同道某一诊，兼评余方是否。而同道以数方无效，技穷辞去。迭请数医，不能幸中一剂，日服日危，终成死证，甚堪惜焉。呜呼哀哉！人有不死于病而竟死于医者，并非死于医，而实死于病者之不能自主也。悲哉悲哉！梅坪有知，其果含冤于地下耶否耶？古人云交愈广而害愈大，医不老而取信实难，今果然矣。乃时医世界一曝十寒，往往如是，故吾先君不欲以医谈。而世俗之可耻可笑者，惟留须为最，人有甫及壮年，满口笼络，直欲以须夺老名，欺人乎？欺天乎？而先君寿至古稀，未尝留须，终不敢以老自居。设有人问此者，乃吾先君莞尔而笑曰：作事全凭肝胆，为人岂伏须眉耶？

① 过庭：义同“趋庭”，指父亲的教育。典出《论语·季氏》。

剡北黄岙孙凝凤呕哕证治略

（乙酉[1]二月十一日）

凝凤平素纵饮无度，故绰号肖仙。去腊伊胞兄与人争讼，偕兄力白公庭，官长错信胥丁[2]，屈受笞责，因之羞愤成疾。今春又遭失恃[3]之故，守孝居庐，当风露卧，当时只觉四肢乏力，一饮一食，胸膈不爽，至二月初旬，身微热而呕哕连声，酒亦屏绝，仅吸鸦片二三日为过瘾计，凡鸦片入咽，则呕哕愈甚。诊左脉弦急，右脉滑大。余思黄连汤恰中病情，肖仙平素以酒后吃鸦片，则烟焰之势薰蒸于胸中，酒湿之热恒流于肺胃，兼且房事不节，丹田因之燔灼。是方服之，呕虽未得尽除，口渴已愈。改投大半夏汤，用秤锤将活火炉中煅红，米醋大杯，将煅红秤锤置醋中，使醋沸，分半入药中，和甘澜水二升煎药，取一升，分三次温服。病者欣从，二日之间约用半夏二升，潞党二两，白蜜四两，大便通顺，哕亦顿除。可知对证用药，取效甚捷，余故识诸简末，以为古方之不可轻视也。

大半夏汤：

姜半夏八　潞党参乙两　炙草一　白蜜二两

井水一升，和蜜搅匀，打水成浮沫，方可入罐，纳前药煎取半升，分作三次温服。

黄连汤：

姜半夏　潞党参　炙甘草　嫩桂枝　炮姜炭　川连

加大枣、乌梅。

---

① 乙酉：清光绪十一年，即1885年。

② 胥丁：官衙中低级吏员。

③ 恃：依赖，仗着。《诗经·小雅·蓼莪》：“无父何怙，无母何恃。”

剡北孙岙孙辉庭母病内伤治略

（乙酉七月初二日）

初诊：六脉弦紧，胸膈痞塞，面目四肢浮肿，一得饮食，饱闷莫容。余思胸痹一证，繇大气失其转运。先哲云：上下交病，当治其中。由是推之，治法绰然。遂用理中汤加半夏、广木香、薏仁，接服二剂，干呕脚肿如脱。但饮食入口，不过胸腹，饱闷未除，继用甘桂姜枣麻辛附子汤加知母，日服一剂，胸腹似觉宽展，饮食可进。第面上犹有纤息之浮，此方本为肿胀立法，余移之治胸腹饱闷，岂非张冠李戴耶？要知饱闷即肿胀之渐，譬诸未雨绸缪，病根未固，所以一药而愈。时余经手证多，不能逗留，拟理中汤加木香方而还。越旬日，证本全愈，一日家中斋戒礼忏[①]，偶触锅中菜油气，顿时大吐大呕，终日不住，旋变痉厥，十指筋牵，双目上视，神昏龂齿，一昼夜三四厥，兼之干呕频频，便泄无度，及余至，已经三日。问近日所用何药，前医执定薛生白湿热充表里三焦，以致痉厥[②]，用紫雪丹，外用芳香逐秽之品。有因干呕不止，手指拘挛，妄名寒痧者，遂招专挑痧者。辨论满座，余独默不一语。按六脉动而中止，脉书名代，舌白脘闷，口渴不喜饮，身热便泄，显是三阳受伤之危证，再用辛香散气之药，是速其死也。幸而余不怕死，却悟致呕之由触油沸之气而起，呕甚则脾阳受伤，转运

---

① 礼忏：礼拜诸佛菩萨，忏悔自己所造恶业。

② 湿热……以致痉厥：《温热经纬·卷四·薛生白湿热病篇》：“湿热证，壮热烦渴，舌焦红或缩，斑疹，胸痞自利，神昏痉厥，热邪充斥表里三焦。”

失司，肾中阴寒之气上乘于脾肺。书云肾传脾，为微邪，易治[①]，虽泄泻无度，犹无妨于大事耳。盖脉至结代，法在不治，然亦当思呕甚以致四运之机失司，脾阳式微，肾水泛澜，《脉诀》云脉见代象，气血不续[②]，此气即肺经之气，能分布于周身，血谓脾经之血，统驭转输于十二经，一至大吐大下，脾肺自顾不暇，安能宣播气血于诸脉？代之现也，势所必然。余承先大人济世之苦心，奚暇计其旁议之纷纷？竟拟参附、术附汤，加当归、萸肉、半夏、杏仁、炙草、桑寄生，合为一方，服后熟睡至三更。再进原方一剂，呕厥并止，泄泻亦减少，病者自能目辨五色，稀粥可进。

次诊：六脉弦硬，惟两关犹有代象，症虽渐愈，脉未循位，病家改忧为喜，医者返喜为忧。改投理中汤加桂、附、当归、木瓜，二日之间服药四剂，两关之代亦不再见，舌苔中间之厚白亦得尽退，胃气大振。但十指之筋或时拘急，名、中二指之筋显见其拘急所起之处，更服内补建中，加野高丽二钱，生黄芪四钱，附子一钱，姜夏三钱，茯苓四钱，仙居术、大枣、老姜、饴糖，服二三剂，十指之筋却不挛急，只睡去朦胧不清。余知大病之后阴阳不调，心肾不交，往往有此，方用温肾化气，补土生金，法自《金匮》。无如病家嫌王道收功迂远，遂用理中加枣仁、萸肉、桂枝、黄芪、半夏、秫米、鹿胶、大枣，交阴阳以补脾肾，服之果然安卧，病者自言此药最好，不过膈间略有窒意。余思此方服后，阴阳已交，不妨减去枣仁、萸肉之酸苦，半夏、秫米之甘酸，仅用内补建中加高丽参、黄芪、山药、

① 肾传脾……易治：语本《医学正传》卷三。

② 脉见……不续：《脉决刊误》卷下："阴阳分离为散，阴阳不续为代。"

制香附、宣木瓜，再服十五剂，庶可复元。余平生不知存案，于此独详其巅末者，以古方治新病，胜如勾践[①]灭吴，一鼓而平，俾专用俗套者，见此宜知返矣。［批］凡吐泻转筋，用理中、建中、参附、术附，必大吐大泻之后脉代气脱时可用。

剡北孙岙孙慎言秋燥证治案

（癸未[②]八月）

慎言性嗜酒，平素饮食多不以谷为主，或值腹饿，便引壶觞以自酌，其悍烈之气灼烁[③]肺津，而肺经之蕴热非伊朝夕矣。月前往杭省归，时当八月，令为燥金，趋跄奔走之下，曝之以秋阳，感之以燥气，尔时不即复发者，赖以年富力强，中气不馁，暴之以酒，邪正击搏，而邪潜伏于募原之下，进退维谷而已。募原者，内近胃府，外近肌肉，即三焦之门户，而阳明之半表里也。而燥之为病，非暑非火，实气为之祟也，气即阳之侪也；酒乃味甘性温，温者阳之偶也，实属阳之根也。二阳胶结于肺胃，声气相应，并与正气作难。首邪气日盛，正气日衰，自里而达于表，所以肤热燔灼，烦渴，小便赤，大便闭。燥之为害，始必刑金，须用清燥救肺汤，余无善策。余因别地请诊，匆匆告退，不意病者新涉医津，服[④]余方寒凉，另商别医，延至五日，病益笃。其胞侄襄臣作札，遣舆坚邀诊视，余因友谊随往。诊六脉洪大而数，目赤鼻干，舌红而中焦黑，便闭而形

---

① 践：原作“钱”，据裘本改。

② 癸未：清光绪九年，即1883年。

③ 烁：通“铄”，销铄。《周礼·考工记序》：“烁金以为刃。”陆德明释文：“烁，义当作铄。”

④ 服：原作“脉”，据裘本改。

神躁乱。病者大声疾呼而言曰：悔不早服前方，病变斯极，望恕我过。襄臣促余速出方药，以救危急。余初用竹叶石膏汤，重加冬桑叶，药一下咽，膈间热气似觉随药气俱下，少顷睡去，觉来仍旧大热烦渴，再饮二煎。时近三更，余犹不能就枕，困顿极矣，嘱原方再服一剂。天明，酌用凉膈散，不下，佐白虎汤以分其热势。更阑①，用大解二次，诸证稍退，病者睡亦多久。醒来依旧如昨，手不可近，热如炮烙，舌苔反变干黑，幸舌底犹见红色，改用当归承气汤，佐以白虎汤一大杯，令作茶饮，譬之兵家破敌，诱之以薄兵，继之以精锐。此等服法，连用三日，约用硝、黄、石膏二觔②余，解出毒水黑粪以数斗计。至第三日再解积粪，其脉始静，身不复热，现出舌尖淡红，舌根之黑亦变灰色，不但戚族皆大欢喜，即余亦安枕也。次朝临行时，书一竹叶石膏汤清其余热，加栀子、桑叶清金保肺，方中半夏另用醋炒透，取其醋之有形以祛暑之无形，俾暑阳之燥气不致留连热中而为患也。

目痛鼻干治案

临证用药，须识时令。当此隆冬之际，身热头疼，目痛鼻干，是风寒之邪由表而入经络，正与寒邪拒化而热乍轻乍重。仲圣云：邪热上攻，脑为髓海，不任受邪，脑为邪热所扰，故多不眠。目系通于脑，邪在阳明，由前转脑而入于目，故致目痛。鼻气亦上通于脑，邪热从脑而复出于鼻，故鼻干③。由此

① 更阑：更深夜残。阑，将尽。

② 觔（jīn 金）：同“斤”。《字汇·角部》：“觔，今俗多作‘斤’。”

③ 邪热上攻……故鼻干：语见《医林改错》卷下。又，此案可与《医林改错》卷下“辨方效经错之源论血化为汗之误”参看。

思之，明明是邪热上攻之表热，不得与邪犯阳明胃经之表寒可比。余用葛根汤，应手辄效，因并记此，以明寒热风火之不可不辨也。

葛根，后人皆谓温散，殊不知是清散之品也。方中麻黄亦非思议可及，方下注解发散在表未化之寒邪，此说亦高超。

嵊城高德和五茂乃郎瑞老吐青绿[①]水案

瑞老，年轻体怯，疮疥经年，浸淫一身。医生喻某任用辛香表汗以治疮，服其药数剂，疮转黄水淋漓。改投利水之剂，胃口紧闭，疮加，痛苦不堪，一日忽吐绿水，终夜不住。急延余医，诊左脉洪数，右脉浮大且革，舌苔中间黄燥，口渴腹痛，症甚危急。默思《内经》有曰：诸水浑浊，皆属于热。诸痛痒疮，皆属于心。执此以思，前医喻某不读圣经，妄施辛香燥血之剂，以致血燥生风，木动侮土，再以利水渗湿之剂，是犹下井而复投之以石也。盖脾土之性喜滋润而不欲燥涸，肾为水脏，喜洋盈溢而不欲尽竭。一经利湿，则土燥而津涸，肾亏而火炽，肝木被焚，势必移热于胆。胆为清静之府，斯时胆欲静而肝阳扰之，则胆必泄出本经之苦汁以协肝而共济，遂纵行而入于胃。胃，性恶寒者也，肝，性至刚者也，肝藉胆防，即逞坚刚不屈之勇，乘脾犯胃，胃不顺受，所以青绿之水呕逆而出也。余用黄连以熄心火，为君；乌梅、炮姜平肝安胃，为臣；桑叶、丹皮柔顺微寒，取其长于克刚而奠安清静之胆府，为使；姜夏、栀子等味平其冲逆，以清无根屈曲之火，为佐。虽出臆见，而

① 绿：原作“渌”，据文义改。按原文“绿”多有讹作“渌”者，今据文义改，他见皆据相关文献或文义改，不赘出校。

方义默契于经旨焉。同道邢翁柏雨先生见余论证拟方，称羡不已，嘱余志之，以为此证罕闻而鲜见。

次诊①：绿水顿除，脉亦渐平。一日之内腹痛几阵，或腹痛甫止，蛔泛上出，痰涎杂涌，胃口未开，舌苔尖红而根黄。改以大柴胡汤加乌梅、川椒、川柏、桂枝，化痰安蛔，蛔不复吐，疮亦敛小结靥，胃可容食矣。以建中汤加当归、黄芪、炮姜炭、广木香、川椒、陈皮、乌梅、川连，二三剂而愈。

剡北闸水村马传莱兄令堂时证用补剂治略

（乙酉八月）

传莱，父早亡，母任家政，年逾六旬，犹不自知其衰老。月前次子病危，昼夜不眠者十余日，兼且时值秋深，夜凉如水，金风凛冽之下，居常忍饥耐饿，邪早乘虚袭入。旋至初二晨上，忽觉身热鼻干，左脉浮而豁大，右脉浮而数实，舌红口渴，胸痞，不知饥。余以六味竹叶石膏汤，次日舌苔干黄中兼微黑，身热如焚。病家因致诘曰：服石膏汤，舌变黄黑，莫非药之误事乎？余答之曰：非也。令堂先有暑邪伏匿募原之间，迩感燥气于不觉，复被风邪乘虚袭入，以致风火互相鼓煽，若为之招引者然，势如奔骏，治者正宜辛凉外发，甘苦内和，今则再进凉膈散，便可保全。次日复诊，六脉不减，舌色不退，余亦为之骇极，行思卧想，莫解其故。幸其家人不讳，告以畏余药峻，第二煎不服。余乃反忧为喜，曰：若此犹可用药，不过药宜加峻。遂用调胃承气汤，次日再用清中养胃之剂。旁人力荐城中某病家，不告原委，伊亦不问，见病者余热未净，妄名温疟，

① 诊：原作“证”，据裘本改。

药物故反，服之烦躁不得眠，欲便不得出。又延孟涯某，伊亦匆匆间书一疟疾套方，不第无效，且加胸膈痞塞，大便下滞异常，胃口粒米不进，七日之间酿成束手重证。其婿石头堆周达三兄来问病，复延余医，诊六脉沉微，舌白胸痞，精神惫倦至极，日夜登厕百数次，便之难出，苦楚不堪名状。达三问曰：犹可医否？余曰：可。便进大附子理中汤，投一剂而大便通顺，胸亦宽展，嘱服原方二剂再诊。一日戚族问病，叙话多时，劳复又作，当夜恶寒发热，四肢拘急。传莱急备舆招诊，余曰：此因营卫不和，阴阳不交，宜附子理中汤加木瓜，方中之参仍用高丽参，服后倘得安睡一觉，明日决然身凉。达三曰：此证始用凉膈、承气，后用附子理中，何先后虚实之不同？还敢质之。余曰：令岳母年高邪盛，用猛药荡涤者，顾虑其虚也，犹之无粮之师，利在速战。后用附子理中者，以年老阳虚，兼之令舅病危时十余夜不眠，近又粒米不进，烦躁，登厕六七日来，即大实之人亦变为大虚之证矣，况在高年乎？正如古人所云大虚之人必有大实之证①，然大实之证讵不可加之于大虚之人乎？前医不知察此，所以愈治愈剧。达三闻②而称善，悔求速效，反致垂危，若非先生，则岳母之命几几不保矣。余亦顺口答曰：正所谓医操生死之权耳。

嵊城东门汪文华妻肝木乘脾治案

妇平生多郁，一日早膳已，忽尔腹中疼痛，连及少腹，还

① 大虚……之证：《苏沈良方·拾遗》卷上："脉之难明，古今所病也。至虚有实候，大实有羸状，差之毫厘，疑似之间，便有死生祸福之异，此古今所病也。"

② 闻：原作"问"，据文义改。

而上冲于心窝，旋而攻脐，则呕吐眩晕，稍住，手足麻木不仁，或得食稍许，似觉痛胀，心胸满闷，直待吐出所食原物，稍得宽舒，而肚腹之痛又作矣。伊夫伯父亦知药味，疑其头痛吐逆，腹痛绕脐，误认外感，药用疏散，一剂而头痛更甚。改芳香行气而专治腹痛，而腹痛愈剧，口加渴。又腹痛，疑有虫积，投杀虫之品，仍然头痛吐逆，而腹中似饥，食不能进。其夫文华即延余医，诊得左关涩滞，右关浮大而弦劲，左寸虚软无力，右寸细数而实，腹痛喜按而复拒按，以脉合证，明明是肝木乘脾，以致土病不能生金，金不能制木，木势猖獗，清气不升，浊气不降，上而充塞乎玄穹①，所以呕逆眩晕生焉。肺主卫而心主营，营卫稽滞，血脉凝泣，而手足有时不仁也。脐腹心窝痛攻纵横，与乎饥不能食，皆肝邪之所致也。其脉左涩右大者，谓之脉离其宫也。肝病本拟左大于右，今之左右各具病脉者，木乘土中，土木相忤，因此而脉不得相安于本宫也。方宜缓肝之急以用甘，泻肝之刚以用酸，散肝之郁以用辛，参之以清胆热，兼用桑叶、丹皮、胆汁，佐以金铃子，引心包相火下行，延胡索和一身上下诸痛，此方接服五六剂，诸证脱然。

桂枝　酒芍　炙草　炮姜　乌梅　桑叶　丹皮　猪胆汁　延胡　金铃子

剡东乌岩坑忠老先生乃媳治案

（壬午②六月十二日）

二八少妇，花烛甫毕，琴瑟之好未修，鬼祟之状忽侵，继

① 玄穹：天空，此指中上二焦。

② 壬午：清光绪八年，即1882年。

而指神话鬼，不避亲疏，男女杂坐，不知自禁，稍拂其意，诟骂不堪，自春徂[1]夏，无有宁时。亲戚过之，莫不为之俯首焉。翁姑不忍，日日为之购符觅咒，巫师鬼眼[2]，接踵献伎[3]。适余往童梅坪家，忠老闻而商治，余欣然请往。见妇面似赭，嗤嗤[4]倚立，衣裙不理。令其仰掌切脉，不睬不答，又令其自述病情，亦不之答。余凝神静候，诊得六脉涩滞，左关弦芤。以脉揣之，惟小柴胡加红花、桃仁、猪胆汁为的剂，服三剂，果得安卧如常。忠老持方来改，云：服药后渐渐向安，而少腹之块亦能移动。倘非先生来此，竟执巫妄之惑，不但合家颠倒，则小媳之命冤沉海底矣。然而先生既活我媳，媳之病原与乎用方之义，今愿窃有请焉。余曰：令媳面红脉芤，是肝胆抑遏，肆行无忌，堵塞神明以致然也。小柴胡加味进之，冀其舒肝以祛瘀。兹改温胆汤，参之以旋覆花汤之治肝着者，移而佐之，因胆附于肝之短叶，肝病而胆亦病。先治肝胆者，使风木舒畅而胆府清静，胸中一团氤氲之大气循环转运于三焦，庶肝木条达，肺金清肃，则神魂安而胁腹泰然。忠老拱手而谢曰：善哉！医明阴阳，便识五脏，五脏既辨，则六腑自无遁形。古人有医关生死之说，信然。

次方：

姜半夏　茯苓　枳实　干姜　炙草　桂枝包煎　旋覆花　木瓜　新绛　枣仁　川芎　鲜竹茹　莲子心

---

① 徂（cú）：至。

② 鬼眼：指相士之流。

③ 伎：通“技”。《说文通训定声·解部》：“伎，叚借为‘技’。”

④ 嗤嗤：痴貌。

剡城薛某胃腕[1]病案

人身胸中如太空，然惟清阳充塞而已矣。至于腕之作痛者，无非为下焦阴寒之气上冲，以致太阳减其光明，腐草因化为萤[2]。凡一切秽浊阴液阴湿，互相感召，肆虐于上，饮食下咽，一遇性味之寒凉者甫入贲门，顿时痛作，遇性味之辛热者，痛虽不加，却亦不舒。法当开其心阳，以退阴翳，温其肾阳，以潜龙雷，参以红花、赤芍、枳壳等味，去腕中之瘀积，更以生地、萸肉、川连等味，寒热并用，荡涤腕中之饮邪。余于治腕之套法一味不杂，连服此方十余剂，腕痛尽除矣。

桂枝　干姜　炙草　制附子　红花　姜半夏　赤芍　枳壳　干地黄　川连　泡吴萸　当归　大枣

人之胃腕，其突节娇嫩，向下每致脘痛。几经呕吐，其向下之嫩节已被呕伤，突节垂下，空凹之处必有瘀积。若不先去其瘀，不但腕痛难愈，日久必成膈塞之类。或但腕痛而无呕逆，得热则痛更甚者，仲景黄连汤加紫参、桔梗，亦有奇效。

崇仁裘日林先生久病收速效案

（甲申[3]八月十六）

日林先生，咳嗽喘急，绵延二十年，每至秋冬，一月一发，发则喘息抬肩，饮食不入。挨至春夏，喘虽稍可，而痰嗽之根株终存焉。近来较前更甚，非第秋冬，即春夏亦多发作矣。迨至今秋，适余过其处而伊留诊，左关弦紧，右关弦细，幸得六

① 胃腕：胃脘。腕，义同“脘”。

② 腐草因化为萤：古时认为腐草能化为萤火虫。典出《礼记·月令》。

③ 甲申：清光绪十年，即1884年。

部皆有胃气，犹堪医药。捡阅从前方法，有用宁肺止嗽、消痰顺气等方，未有明《金匮》咳嗽多挟水饮之旨，若有和之以温药者，则滔天之水势自就于下，咳逆上气之证获效甚捷，何致经年累月？目下脾阳不振，肾阳式微，下焦之阴上泛而凌脾土，土被水侵，痰饮因之加增，坎①中阳衰，龙雷升腾，须离②照当空，群阴始退也。先用苓桂术甘汤加味与服，五六剂后复诊可也。

茯苓四　桂枝二　仙居术一　炙草一　姜夏三　杞子四　干姜一　五味子一　瓦楞子三　大枣十二个

次接来书，稔知服加味茯③桂术甘六剂，喘嗽渐平，药似对证。不过略受风寒，痰声曳锯，黄昏就枕，朦胧不清，神飞魄舞，恍恍惚惚，觉来舌带燥气，少顷仍润。伊欲半夏易枣仁，余半夏为降逆上之饮邪而用，易之不可。枣仁安心神，定魂魄，世俗所尚，古圣无是训也。盖半夏非但不可易，而且当重用耳，如《内经》半夏秫米汤原为胃不和则卧不安而设④。夫卧之不安者，由胃中之有痰贮也；神飞魄舞者，由痰气阻滞中脘，阴阳拂逆也；觉来舌燥，俄顷仍润者，由痰涎黏滞于胃中而津液艰潮于口也。医生不识五行生化，即味五脏宣布之义。种种见症，不外中土虚衰，肾水泛澜，余以半夏秫米汤先交阴阳，仍用苓桂术甘汤加味，俾堤防固，水不泛澜，阴霾敛藏，腹中安然。

半夏一两　秫米三合　老姜三钱　大枣十二个

再书其病巅末：人生小天地耳，则天地能高明博厚，悠久

---

① 坎：《周易》八卦之一，象征水，此指肾。

② 离：《周易》八卦之一，象征火，此指阳气。原作“丽”，据文义改。

③ 茯：作“苓”，义胜。

④ 半夏秫米汤……而设：参看《灵枢·邪客》《素问·逆调论》。

无疆。要知天地之能高明博厚，悠久无疆者，以其有氤氤之气充塞乎其间也。故真人至人，洞达阴阳，调获斡旋之大气于胸中，则五脏六腑、大经小络升降呼吸，运用不竭，则能寿敝天地[①]，无有终时。一至大气亏损，则天、地、风、火四轮[②]同时轰转，上凌太空。就人而论，即现畏寒就温之阴象，如喘呕、自痢、腹胀、筋惕、肉瞤诸凡凶恶之证叠起。斯时也，禅宗有白浪滔天，劫火洞然，百川沸腾，山冢崒崩[③]，一切可惊可怪之物扬眉吐气，各显伎俩，天地谓之大千[④]俱坏，人身谓之性命不保矣。乃千万年之支干[⑤]，一交戌亥，大气散竭，有如此之大变，不綦[⑥]骇怪已哉？然此未免诞谩，今举一昼夜之戌亥以喻阴盛阳衰之虚劳，乃毕真而确肖焉。凡终日，每交戌亥，地中昏暗，露结为霜，群丑现形，诸鬼夜食，比鸡鸣于丑，阳开于子，太空始廓，世界光明，取此喻彼，则千万年之戌亥与一昼夜之戌亥，并人生毕生之戌亥，比例而推，可知大气为保

---

① 寿敝天地：谓极尽天年。敝，《素问·上古天真论》王冰注："敝，尽也。"

② 四轮：佛教有"四轮持世界"说，认为三千大千世界依于水轮、风轮、空轮和金轮，与于此所称"天、地、风、火"之"四大"不同。

③ 白浪滔天……山冢崒（zú足）崩：前二句见《佛果圆悟禅师碧岩录》卷四、卷三，后二句见《诗经·小雅·十月之交》，禅宗用以形容世界崩坏。崒，山高峻。

④ 大千："三千大千世界"的简称。佛教称以须弥山为中心，同一日月所照的范围（包括东方胜身洲、西方牛货洲、南方赡部洲、北方俱卢洲"四大部洲"）为一个"小世界"，一千个"小世界"为一个"小千世界"，一千个"小千世界"为一个"中千世界"，一千个"中千世界"为一个"大千世界"。大千世界中有小、中、大三种"千世界"，故名"三千大千世界"。

⑤ 支干：即干支。

⑥ 綦（qí旗）：通"极"。《说文通训定声·颐部》："綦，叚借为'极'。"

命之金[1]刚，护阳为全身之灵丹也。夫且吾当读《内经》有曰：年六十，阴痿，阳大衰，下虚上实[2]。又云：营卫相得，其气乃行[3]。喻征君[4]嘉言先生曾云：大气一转，则久病驳劣之气始散[5]。盖大气之关于性命者有若斯之重且大也，而病者医者讵堪忽乎？余每恨此旨湮泯已久，先贤谆谆详论，后人不知所宗，良堪慨焉。余当年每考陆地大动，而世界不即坏者，有玄天真武坐镇于北方，故地虽有时震动，而龙蛇仍得摄伏于地下，则水中之火、火中之风庶不得扰于太空。仲景所以称谓医中之圣人，一遇阳衰之怯证，必投真武者，良有以也。今先生年逾花甲，阳衰固不待言，假或不究此旨，日事滋阴一途，一旦阴寒之气上干阳位，即神水金丹，恐亦无济。此方接服十余剂，仍服苓桂术甘加味，不拘帖数。每至秋冬，用毛鹿角数对，照此法调护，庶可延年益寿，弗以荒唐见弃，彼此幸甚。

仙居术三　茯苓四　淡附子二　花龙骨四　炙麻黄一　姜夏三　五味子一　生牡蛎四　北黑枣十二个　酒芍三　煨姜二

上虞章家埠王公泰丝行天宝乃郎秋燥证治案

（乙酉七月三十日）

病者年未及冠，经纪已熟，其父将行中事务尽付管理。是月中旬往外收账，中途炎热蒸逼，四肢困倦，饮食无味。次日回家，本可一药而愈，延至十余日，酿成重证，见者莫不骇极，

---

① 金：原字漫漶，据裘本补。

② 年六十……下虚上实：语本《素问·阴阳应象大论》。

③ 营卫……其气乃行：《金匮要略·水气病脉证并治》：“阴阳相得，其气乃行。”

④ 征君：受到朝廷征聘而未就任的人。

⑤ 大气一转……驳劣之气始散：语出《医门法律》卷一。

舌苔干红，焦渴神倦如醉汉，鼻孔似烟囱，身热如火，两手之脉洪大有力。余用清燥救肺汤，重用石膏八钱，外加川贝三钱，一剂而神清气爽，诸证悉平，可谓一矢贯的。次日病者欣欣而谢曰：余病自忖不起，今得一药而愈，先生神乎技矣。余亦含笑而返。

嵊北乡枣树湾王哲卿兄令堂秋燥误补治案

（乙酉八月十七日）

哲卿令堂，年近花甲，犹不自知老之将至，终日操作不休。六月中旬，忽发寒热，令其自作自止，全不措意药石。延至七月杪，遂变长热不休，舌红口干。就地医者，咸作痎疟，施治不效。至八月初，适同道某过其处，邀求施治。见寒热交作，用小柴胡加减与服，次热稍退而人反倦。改投补中益气加味法，嘱服四剂，服至第二剂，其人确肖埏塑，默不一语，百般叫喊，终不能言。改请其徒某，某伊亦不辨何因，徒步其师后尘，以党参、骨皮、生谷芽、木通、莲子、菖蒲等味，服二剂，不但不能出声，且加唇舌红燥。是时哲卿乡试未回，其父聚堂先生与余人虽未面，耳聆余医，宛如旧识，遂迁舆来接。比余至，日已西坠，便促一诊。见病者露齿仰卧，目闭神昏，左三部脉见迟微，右三部洪大有力，撬看舌苔，先半干红芒刺，后半微露白色，鼻干唇燥，小便癃闭，大便褐色，日夜三四次。问此已经五日，又见床前药方，抽而视之，余大惊，问服过此方否，答以饮半。余乃正色曰：尊阃之证，药误不一。前医任用参、芪，以致燥气键锢于肺胃，方中虽有陈皮、柴胡、谷芽几味消磨之品，而终不敌居术之脂纯力厚，共协参、芪以留邪也，再用升麻升提燥气，上壅于太空，窒塞肺气，碍其清声之道路，是一误也；又肺为百脉之总司，百脉一纵，举身经络皆病，所以仰卧如泥塑，而日间又用《温热赘言》① 中热入厥阴心包，用醋炒鳖甲、柴胡、桃仁泥等味，犹之贼犯宫禁，已大可危，复得内应之奸佞反身倒戈，内外夹攻，命将焉附？是二误也。愚见须先葛根汤清阳明戊土之游热，用麦冬、麻仁、桑叶、沙参、阿胶、炙草润肺之燥，委用杏仁，藉其味苦性降以直折肺胃之锢热。服之身热虽减，而声音总总寂然。次晨诊，左脉略有滑意，右脉稍和，竟用清燥救肺汤原方，葛根仍易石膏，药进二剂，仅得酣睡，究不能启齿一言，嘱以再进原方。病家看病势如此，安摆后事，余亦不望其有生机。病家又促余一诊，不过决死生之早晚耳。余诊六脉渐平，少顷鸡声报晓矣，病者始出声曰：尔等缘何睡此？烛焰煌煌，何其奢也？家人一闻此言，尽皆跃起，咸来问询，旋各称谢。应对良久，劳复寓焉，午前身微热，语言懒怯，小水又不通，余用百合、知母、秫米、生姜、麦冬。次朝诊，六脉代滑，小水仍无，病必不起，临行时拟五苓散加阿胶、栀子仁，忙忙然归。记此一证，愿业斯道者勿得以高明自恃，务祈谨守先哲之规矩准绳，而望闻问切四字紧把牢持，临证施治庶免虚虚实实之祸也。

剡北孙岙孙蟠溪乃郎辉庭秋燥治略

辉庭，体质素虚，初秋赴省垣，逗留日久，归时途中受湿，次日即下庄斛租，似觉身热鼻燥，随即调治。医者不察脉证，因其平素质虚，便用补益之品，服之身加热，舌红气粗，口渴

① 温热赘言：温病学著作，一卷，清代寄瓢子述。

不喜饮。迭更数医，俱同一辙。延至二[①]十余日，又请嵊城余某，误认为疟，用小柴胡汤，不效，再用小柴胡加葛根、石斛、槟榔、草果，愈服愈剧，酿成重证。余诊其左脉洪数，右脉浮大，身壮热，舌苔红燥，糙若麻布，语言艰涩，神昏直视，耳聋，目无光。余拟清燥救肺汤原方。前医骤至，曰：先生何所恃而用此焉？辉庭之体质，补益之剂尚不能起，服此清凉之剂，倘或一线之残阳顿灭奈何？余迎而折之曰：诸翁为医，讵忘《内经》有曰诸气膹郁，皆属于肺乎？况候当中秋，燥金司令，经言诸气膹郁之属者，言属于肺之燥也。舌红无苔而干者，显系肺热叶焦，不能分布津液于口也。发热恶寒者，肺为火而亦恶寒也，是肺经为火所刑，以致膹[②]郁不宣，所以皮肤蒸热，凛凛畏寒也。耳聋不闻，肺经为火所刑，木无从制，遂弛[③]纵横之权于腹中，胆附于肝之短叶，肝邪肆行无忌，而胆原称清静之府，乃左顾[④]火热之逼近，于胆旁有纵横之肝连累于前，而胆欲称清静，岂[⑤]可得乎？经云少阳胆经上络于耳[⑥]，协邪热蒙蔽于空窍，所以耳无闻也。如是论之，燥之为病，彰而且明。前医辞穷，但云且看此药服后何如。于是蟠溪命速进汤药，余亦就寝，次朝六脉渐和，身热，不恶寒，舌红燥而口不渴，但耳不闻如故。改投六味竹叶石膏汤一剂，目明神清。再用原方加冬桑叶、丹皮、麦冬，连服三剂，身凉舌润，诸证皆减。浑身冷汗，不无可虑，又用金匮龙骨牡蛎汤，许服五剂再酌。适

---

① 二：原字漫漶，据裘本补。
② 膹：原作“偾”，据文义改。
③ 弛：放纵。
④ 左顾：斜视，表示愤怒，为拟人用法。
⑤ 岂：原作“綦”，据文义改。
⑥ 少阳胆经上络于耳：语本《素问·热论》。

前医亦列坐其次，余乃挥扇颔笑而言曰：辉庭之证，自接手到今，并不仰伏补益之品，纯用一派清凉之剂，已得侥幸。倘如尊命，不几哭声儿兮哭声天耶？前医遂哑然而退，余亦拱手归。直到九月二十六日复诊，六脉和缓，身热冷汗等证一概尽除。惟步履不便，耳鸣如蝉，余曰：此病后元气未复之故，须谢绝一切，杜门静养，百日之外，自然耳不鸣，趋跄[1]自如。此方日服一剂，勿以速效为心，约十剂诸证皆愈。

潞党　茯苓　仙居术　生黄芪　当归　淮药　木香　菖蒲

十二月二十九日接来信，嘱余拟善后药方。余思大病之后，隔垣悬拟，断不济事。况乎四旬不诊，全无把握，即服之有效，亦是倖中。若或稍有瑕疵，咎亦难辞。踌躇再四，不服药固不可，妄服药亦不可，以《内经》四时调护之法移之以善后，亦是不服中隐寓第一服法也。经曰：冬三月，此为闭藏，水冰地坼，无扰乎阳，早卧晚起，必待日光，使志若伏若匿，若已有得，去寒就温，无泄皮肤，逆之则伤肾，春为痿厥重证[2]。足下大病甫愈，精气未充，四时调护之外，加之以补阳还五汤十剂，入夜服滋肾丸方，一剂二方兼服，待春暖再酌。

滋肾丸方：

知母三　川柏三　桂枝三

原方桂心，余易以桂枝者，以其生发之机在枝干也。

补阳还五汤：

生黄芪　赤芍　川芎　桃仁　归身　红花　红枣十个

原方地龙，血瘀滞者可用。方义详《医林改错》。

---

① 趋跄：疾行。

② 冬三月……重证：语本《素问·四气调神大论》。

嵊北乡独山哔奎室女捏鼻奇证治略

（庚寅①三月十三日）

王哔奎之女，年二十六岁，缘去冬月经甫至，母女触怒，以致月信中阻。迨暮春之初，忽吐狂血一日，渐近于危，身热干咳，舌苔绛色芒刺，后截厚白，不时浊气上攻贯膈，其痛苦不堪名状。又须健汉紧捏其鼻，张口出气，胸膛虽不见宽舒，而厥逆庶免，或捏鼻者手稍松，即时厥去，床前须摆立健汉四五人，挨次换捏。六脉之中，左三部伏而不显，右三部洪数而兼大，口渴不引饮，一日之间痛厥三四次，及余诊时，已越四日矣。诊视甫毕，痛厥又作，药才入口，又如前厥。余思月信因触怒中阻，停积血室，日渐羸瘦，月前所吐之狂血，亦是天癸失其顺行之性，其当去之秽液停积血室，瘀积日久，化为腐臭，其气上犯，肺胃肝脾互并一处，结队连群，挟肝胆之郁火炎上而铄肺金，肺畏火，肺得胃逆则肺之窍道忽塞，呼吸失常，所以欲捏其鼻，鼻孔闭合，则下焦浊气虽不潜退，欲随火升，似难作炎。舌色绛红如芒刺，由肺胃肝胆之火不得发越所致也。月水不以时下者，皆由风木闭塞于地中，地气不能升腾于天上，譬之沟渠阻塞，又以茅茨横逆中流，则沟渠愈阻，沟中之水未有不泛澜而作殃焉。

初方：东参、麦冬育阴润燥，居术、甘草守脾而生津，芍药、萸肉滋肝而熄风，川芎、红花、桃仁，取其升清以祛瘀。法只如此，服后虽不见功而略获小效。改以元参、麦冬、红花、桃仁、黄芩、川连、大黄等味，是仿承气之变法也，书云扬汤

① 庚寅：清光绪十六年，即1890年。

止沸，不如抽薪去火为至捷，此方服后，得大便二三次，舌苔果润，余亦放心就眠，次日天明，其鼻便可呼吸。曰：昨用健汉紧捏，今堪放手告退矣。又用元参、麦冬清少阳气热，丹皮、黄芩清少阳血热，仍用生甘草泻火，羚羊、五味清肝解热，生地、萸肉凉血熄风，如是施治，则上下奠安，中州宁静，庶无犯中及上之虞。方虽出乎臆见，服之果得弋获①。王君黼亭见而奇之，坚令余识，以为此等证候罕得见闻，论亦确凿。余曰：多是臆说，未免高明窃笑耳。至自余归后，病得稍瘥，本可复元于不日，闻女父招婿到家，欲完婚事，花烛之期未届，洞房之琴瑟先调。噫！异哉！农愚昏愦，作事颠倒，男女配合，人之大伦，既不知女病甫愈，气血未振，男膂方刚，见佛就拜乎？为人父者，正当令女蓄神养精，闭关守寨，安可使之挫敌冲锋，果至一战败北，未几而逝。呜呼哀哉！是殆命也乎？

崇仁镇史永三茶食店主妇叩头奇证案

（戊子②九月初旬）

妇年卅余，青年守节，惜无子媳，凡一切家务尽行自主，平素多劳多愁，虽有一女，伶俐异常，即或知母甘苦，总属闺秀。初秋偶感时邪，调医非法，一身之寒热难得稍瘥。延余诊时，六脉弦细，寒热往来无时，舌白脘闷，胃闭便溏，小便数，凡起居饮食与乎登厕大解，须要叩头三四方能安定，初见者几为之答拜焉。余亦沉思良久，始悟病情。其所以寒热之不休者，由木郁土陷，营卫不和也。舌白脘闷者，由戊土不右降而上逆，

---

① 弋获：猎得禽兽，此谓获效。弋，用带绳子的箭射鸟。

② 戊子：清光绪十四年，即1988年。

则下焦坎府之水不能温暖，火失所生，则心阳无光，浊阴上干，舌白脘闷，是其分也；胃闭便溏者，为戊土上逆，己土下陷也；小溲短数者，木郁生火，肺金受刑；渴而小便不利者，热在上焦气分也；肝主筋，又主急也，乙木不达，筋急而拘挛，太阳膀胱为寒水之府，又主周身之筋，而脉行于背，水亏火旺，则有时筋脉拘挛而背折项倾，如叩头答拜，在所不免也。证虽罕有，理惟一致，余拟羚羊、桑叶、丹皮清少阳气血，居术、炙草守脾而升陷，香附、谷芽疏肝而开郁，木瓜、萸肉泻肝之刚以舒筋，桂枝化太阳而开膀胱，薏仁燥土清金而泄经络之风湿以柔筋，如是则经脉调达，营卫舒畅，何患寒热之不除，项背倾折之不愈哉？史君汀帆系妇之夫兄，即余先君之执友①也，见余论症有理，命病者速速进药，留余五日，用原方接服六剂，不旬日而脱然。可知病有千变万化，总不外阴阳寒热五行生克而已矣。

崇仁镇裘萃山筋抽治案

（戊子九月中旬）

萃山一生无病，体质弥刚，年逾五旬，犹少壮行为，素以健男自恃。九月初，偶感时邪，寒热交作。就地同道以疟法施治，不效，且加筋脉拘挛，四肢抽掣，神识昏迷，舌苔色绛而燥，胸闷，饮食不进。诊脉之际，忽然手腕抽屈，令其仰掌，筋抽指牵，或十指拘缩，或两手握固，不得终诊。凡一诊脉，必如是者三四番。余初见之，亦骇甚，熟思之而醒悟，以脉弦急，知其肝胆之火上冲，肺为火刑，则金气不能下降，胃液被

① 执友：挚友。

劫，所以舌色绛红干燥，即语言亦艰涩不清。己土焦枯，木无所畏，转而侮脾，脾津不能上布于肺，木无从制。肝属木而位巽，巽主风，风动火发，四肢筋脉抽掣，其势然也。胸闷不舒，火炎升发，灼烁胸中，肺胃之津液因以渐枯也。肝木肆无忌惮，胆热随之猖獗，心火荧荧[1]，烛燎宫禁，肾水虚损，神亦难清。是时非第病者颠倒恐怖，而医者似难下手。余思壮水制火，虽曰王道，此际却嫌迂阔。遂用羚羊角三，冬桑叶二，丹皮一五，栀子二，黄芩一，以直折肝胆之气热，元参、麦冬、生地、知母，清金保肺以滋肾水，重用薏仁二两，白芍三，滋肝熄风以开胃阳，日服二剂，至次日诸证稍瘥。再服五剂，手足之筋方定，舌亦有津，神识清醒，胃口亦觉知味。余即返城，嘱将原方日服一剂。越五日再诊，药服五剂，不过未能起床。萃山秉性最急，意在立愈，商治本镇裘小山，而小山初以余方为未善，见余方日服日佳，无隙可议，以羚羊连服十剂，阻以勿再将余原方去羚羊，加川连、石斛，药才一剂入口，手指又抽筋，仍牵缩，再剂而诸证复发，胃口粒米不进。病家吓得魂飞不宁，速延余治。余以前方加东参、五味子，去元参、黄芩，余俱照旧，服之酣卧，觉来便索米饮，次日诸证悉除。留治四日，连进原方五剂，先后其计用羚羊五两，米仁三十两，并不用黄连、石膏等味泻火，又不用芪、术补虚，竟仗[2]一味羚羊，辅佐成功。用至十五剂，不能稍离，离则立变，闻者莫不奇异，同道亦皆哑然，始悔从前谤余之过。余乃不以为意，嗣后各成相识。此等病证，余虽二世业此，萃山之外，未尝遇焉。卷内孙慎言

① 荧荧：闪烁貌。

② 仗：原作“伏”，据裘本改。

之证，证虽不同，而用药分两之轻重彼此相仿，伊旬日之间石膏、大黄用去数觔，泻出恶物积粪数斗。症不谓奇而药亦寻常，要之初方品味，服至病愈不能移易，易之病变，仍照初方，一味不改，病仍渐愈，奇哉！可知对症之药，一方可以定全局也。

萃山病后，精神倍常，操作更勤，可谓老当益壮[①]者，即其人矣。渠戚族咸以为喜，而萃山并怡然自乐，不知年六十气血虚衰。越四年，忽尔恶寒身热，恍若痎疟，气急息粗，饮食减少，鸦片亦难下咽。萃山频遣人来邀，余适他出，迨余到渠家，已九周夜不能就枕，坐则臀痛如被拄，立则喘急，腨如裂，眠则痰涎壅盛，直有不可终日之势。全凭眷属扶持，两人手抬其两膝股，两人手挟其两腋下，又左右两人不停按摩，即烟泡茶水咽吞，亦当伺其隙便。余兀立良久，诊得六脉滑大，舌光如镜，兼且干燥，神倦头垂。萃山闻余至，遂开目，低声语余，曰：病危已极，先生将何以活我？言未已，见其潸然泪出。余曰：证比从前不同，法当大费踌躇焉。退而静思，迟之又久，始得治法，遂用京胆星、姜夏、桂枝、茯苓、橘红、杏仁、羚羊、桑叶、丹皮、五味子、干姜、炙草、大枣，嘱速进此药一剂，约更阑就可稍瘥，余亦安眠，次日起而复诊，伊妻趋余前而相告，曰：昨夜三更吃鸦片二三口后即安卧，喉间痰声如曳锯，俄而睡去，浑身冷汗直淋，五更汗收身冷，声息俱无，呼之不应，撼之不动，窃疑长睡不醒，阖家含泪坐守，专望先生速去一诊，以决其是生焉是死焉。随入卧处，仅见萃山不语如尸，身冷如水，诊脉，大有生机。余曰：无忧，兹之熟睡不动者，因从前八九夜不眠，虽有人抬，总属难堪，今病脱然，元

① 老当益壮：典出《后汉书·马援传》。

已惫竭，身入黑甜乡中，安能醒转？再用原方煎成，待其自醒时与服，切勿重声唤叫。讵料病者闭目张口，竟卧至日昃时，方得朦胧半醒，即命进药，药后仍然酣卧，如此三日，方能自道病中苦况。九日间不啻活陷地狱，今得先生二次救我，恩同再造，以后劳心劳力，我将一切谢绝矣，杜门静养，以乐残年。余嘱原方再进三剂，每日药外吃金刚别直参三钱，一月之久，庶可复元，余亦欣然返嵊。此谓萃山八年二病，病则令医者几几束手，故并识之，以示医生之不易为也。

剡西李马家马登甫病内伤死于信邪案

登甫年近四十，素业酒营生，伊亦熟知余医不从时好。今春三月，忽而恶寒就温，未几咳嗽身热，小便已有滴沥不干，或自遗梦遗，来于不觉，睡中梦话絮絮。是时若能投以对证之药，何致酿成不治之列？谁知医更二三，未有一剂能中病情。病家见得医药罔效，转求诸神，遥闻南乡殿前村乡主土地声灵赫濯[①]，批乩求药者不绝，道路无聊之类藉此肥身[②]。妇愚无知，焉知机关？堕其术中者，至死不悔。登甫母竟雇肩舆[③]，令往求乩，日服乩药，或间日一往，或宿庙坐医。糊涂月余，病日加重，本可回头，乃妇人性最执，服乩药不效，责病重，一庙无效又一庙。旋闻蒸笼山灵胜殿前，即时命子同往，叩首流血，批乩问神，虔诚其事，情景可悯可笑。又延旬余，病者面目四肢浮肿，喘息抬肩，汗出如油，每食只米饮一盏。但一息尚存，病者始得自主，欲延余一诊，其母技虽穷，而心犹不

---

① 赫濯：威严显赫貌。

② 肥身：谓敛财肥己。

③ 肩舆：轿子。

忘二处灵神，不得已，姑延余治。诊六脉如蛛丝，气急欲脱，余明知不起，因急切难辞，勉用真武汤一剂，诸证稍减。次日仍以原方加高丽参，喘急浮肿俱减，胃气亦振。惟脉依旧无根，将原方加龙骨、牡蛎，嘱服三剂再诊。病人自觉精神爽慧，欣然而相与曰：吾固素知药可回生，批乩求神，非我本意。余曰：大病新瘥，脉尚无根，还须杜门静养，君其首节饮食，慎起居，越百日不致他变，庶可复元耳。谁知一日大解吃力，睡中言语不清，其母本不信药，一闻病者梦话，遂讶久停乩药，以致神灵附祟，忙即望空拜祷，愿神恕之，明日我当合子登甫再到乡主座下还愿求乩。次及蒸笼山，病者自知卧舆困苦不堪，以母命难逭①，径往乡主庙求神附乩，昏夜旋家，樵鼓②已经三挝③，视病者，但直视不语，惟张口出气而已。余适过焉，憩于路亭，询知如此，不胜痛惜，乃喟然叹曰：人有不死于病，不死于医，而竟有死于神者耶？抑知不死于神，而实死于人之惑于邪妄也此证与先父医李士标一般，时人之好异，往往不惜身命，至死不悔，愚哉。

---

① 逭（huàn 焕）：逃避。

② 樵：通“谯”，城门的望楼，古时于其上设鼓以报时。《说文通训定声·孚部》：“樵，叚借为‘谯’。”

③ 挝（zhuā 抓）：敲击。

卷后

附廔自案小叙

甚矣，医道之失其宗也久矣。千百年来，惟汉张仲景去古未远，上溯轩岐，参互考订，源源渊渊，道承一贯，著《伤寒》《金匮》等书，字字珠玑，真为医中之圣人，万世之师表也。厥后虽代有名人，莫不各存臆见，独征君[①]喻嘉言先生，卓识过人，其所著足补先生哲之未备。至国朝陈修园，发明《伤寒》《金匮》之奥义，精而且详。及其自著各种，扼重阴阳互根之道，一贯薪传，赖以不绝。若而人[②]者，均可谓仲圣之功臣，斯道之指南焉尔。外此医书之多，不啻汗牛充栋，犹儒者之诸子百家，非无可观，但辩驳过当，反觉朱紫[③]互浑。先君锦城，号守愚，于道光己酉岁弃儒业医，手不释卷者二十余年，始叹问津之多歧。继得往圣之遗编，乾惕[④]细味，殊觉简而不烦。间尝出而施治，往往归而叹曰：果古人之不余欺也。廔当时儒书未释，医道浅深，茫然不解。迨光绪丁丑[⑤]七月，繇同邑适[⑥]蒋之胞姊怀孕病危，先君在嵊，慈命[⑦]往询，见姊临死之夕哀

---

① 征君：未接受朝廷征聘的隐士。

② 而人：这样的人。

③ 朱紫：朱色与紫色，用喻正邪、是非及善恶。典出《论语·阳货》。

④ 乾惕：谓早晚皆不倦。乾，自强。惕，戒惧。典出《周易·乾卦》。

⑤ 光绪丁丑：清光绪三年，即1877年。

⑥ 适：女子出嫁。

⑦ 慈命：谓奉母命。

惨悲苦之状，难以言语形容，眷眷[1]于心目间，寤寐难忘。于是潜读父书，趋庭之下，示以《医案梦记》稿二卷，敬受而诵之，知先君心切济世，临证之余所记耳。案中多因时师信用时方俗套，以致垂危，先君概用古方古法以回生活命。奈何世之业医者，甘用时方俗套，卒干杀人之例，其存心尚可问乎？而余姑置诸勿论，窃维先君授我医稿时，麐甫及室家[2]，未几而行年五十有二矣。痛往者之不可谏，知来者之有可追，愿将先君遗稿照本誊录，不以内伤外感分鳞次，直以岁月先后列条目，凡得五十四证[3]，经验加味方法一百二十有奇，本出古方加减有法，卷后附入麐未定医案草一十七证[4]，因病奇而方弗奇，证险而药弗峻者留之，余则删去，付之剞劂[5]，以公同好，就正有道，未识以为可否？

时光绪二十三年春正月子麐目识[6]于桂枝轩

---

① 眷眷：依恋反顾。典出《诗经·小雅·小明》。

② 甫及室家：刚到成婚之龄。室家，夫妇。典出《诗经·周南·桃夭》。

③ 五十四证：按医案实数应为“五十五证”。

④ 一十七证：按医案实数应为“一十九证”。

⑤ 剞劂（jījué 机厥）：雕版，刻书。

⑥ 目识：读后铭记。

校注后记

《医案梦记》二卷，清代徐守愚撰。

一、生平

徐守愚，字锦城，号聊尔居士，诸暨(今属浙江绍兴)人，清代医家。徐氏作于清同治七年(1868)的自序称“无如岁月消磨，光阴迅速，一转瞬而行年五十有三矣”，同治七年为1868年，于此反推，则其约生于清嘉庆二十年(1815)。自序又称“余自道光己酉岁弃儒业医”，道光己酉为清道光二十九年(1849)，则其约于34岁时步入医门。《医案梦记》卷下有“剡北黄荆山陈祖彝内伤病治案”，后附陈祖彝于光绪二十三年(1897)为该案作的跋，当时徐守愚已去世20年，则徐氏当卒于光绪三年(1877)，得年62。

徐氏虽为诸暨人，却长期在外行医。《医案梦记》自序称“余自道光己酉岁弃儒业医，自暨而嵊而新昌，已二十有余年矣”。吴忠怀序亦称“我乡守愚先生好通诗文楷法，皆有程式，中年以后旁通歧黄，以医学流寓于剡，辄随手活人”，而其书各案所记之地亦多在“剡”，在“嵊”，在“新昌”。“郯”即郯城，即今嵊州，“新昌”则北邻嵊州。从其自序所署“识于剡城西仓寓舍之醉月处”看，其书之完成亦在嵊州。

徐氏辑案成书，与其梦中得见喻嘉言并受其指点有关，故名其书为《医案梦记》。其说虽涉神异，却反映了其人对喻嘉言的尊崇，而其案中论病之风格亦颇有模仿喻氏风格的迹象。

二、成书、版本及内容

1. 成书

关于《医案梦记》之成书，据徐氏自序所称“戊辰夏，余作《医案梦记》”，其序所署时间亦为“同治七年岁次戊辰”，似乎徐氏之书在同治七年（1868）已经成书。但据徐守愚之子徐子赓所撰的《医案梦记凡例》，其案系徐守愚“因梦见喻嘉言先生指示存案，始于戊辰，止于丙子，厥后精力渐衰，故不复记焉”，而且其书卷上载徐守愚案41则，卷下载徐守愚案11则，除未注明时间者外，其最早者为同治七年（1868），最晚者清光绪二年（1876），则徐氏称“戊辰夏，余作《医案梦记》”，应指其动笔录案之始，而非成书之时。因此，《医案梦记》中徐守愚的医案应于光绪二年（1876）成稿，至于全书之成书则在光绪二十三年（1897）。

2. 版本

《医案梦记》初刻于清光绪二十三年（1897），解放军医学图书馆、陕西中医学院图书馆等单位有藏。该本前有徐氏自序，次为吴忠怀作于光绪二十一年（1895）的他序。吴忠怀，初名颖炎，字澄甫，号亮公，后更名忠怀，诸暨人，光绪元年（1875）恩科举人，有文名，辑有《经策通纂》，并倡办学堂，其为《医案梦记》作序，缘于徐子赓的请求。序中称“令嗣小愚（即徐子赓）能世其业，想所得于趋庭间者固有异闻耶？医案虽吉光片羽，小愚什袭而藏之者二十余稔，将欲出以问世，质之于余”，则《医案梦记》此前未刊。吴忠怀序后为王正本作于光绪二十三年（1897）的序，题为“医案梦记卷后附案序”。据书后所附徐子赓“附案十七证”看，此序似为徐子赓“附案”作。再后为徐子赓所撰“医案梦记凡例”。正文后又有徐子赓作于光绪二十三年的《医案梦记卷后附赓自案小叙》。

光绪本《医案梦记》每半页九行，行十八字，黑鱼尾，白口，上下单栏，左右双栏。正文二卷，上卷徐守愚医案41则，其中“剡北孙岙孙治峰喉证治案”后附有徐氏于咸丰八年（1858）治疗喉证医案3则，下卷先列徐守愚自记医案11则，总为55则，其后为徐守愚子之子徐子麐所录“经验方法一百二十余方”，再后为“附案十七证”，系徐子麐医案（实为19案）。

1920年，绍兴裘庆元对光绪本讹误缺字进行部分挖补重印，是为民国九年补刻本，中国中医科学院图书馆、浙江中医药大学图书馆等单位有藏。

3. 内容

《医案梦记》载案74则，其中徐守愚医案55则（含附案），徐子麐医案19则。至于“经验方法一百二十余方”，据徐子麐所云，“非出先君本意留存，是余侍膳之余，每见病家持方来寓，闻述病情，云服上方俱获奇效，求先君复诊处方，余于是每方旁注病原，细味方义，法多入古，虽出加减，亦必有法，非比时俗套方，全无理气”，因此名曰“方法”，实则仍是医案，其中有的记录为“方法”的形式，如：

肝气腹痛，经久不愈，属寒居多。

制附子　干姜　桂枝　金铃子　乌梅肉　炙甘草　橘核　青盐

此种叙述格式与叶天士、薛生白等家医案相类。

有的则为“医案”形式，如：

六旬老妇，偶染秋暑，遂而身热，苔白，尖微红，昏倦，不寐不食。投此方，二剂而愈。前医误认湿邪蒙闭，以时证套药，致绵延日久，病反加重。此妇东乡芝溪孙明效乃室。甲戌八月二十六日

姜夏 赤苓 广皮 生谷芽 苍术 生香附 甘草 生姜 大枣

此种应是将叙述性医案中方药部分提出列后而成。

《医案梦记》诸案按时间为序，不分门类。检徐守愚医案，所涉病症有虚损、暑湿、痰饮、咳嗽、水肿、口㖞、寒热、下痢、胎前兼症、喉证、腹胀、石瘕、肿胀、内伤、著痹、带证、似疟非疟、鼻衄兼白浊、肝气腹痛、咽中结气、鼻渊、腹痛、少腹痛、胁痛、内伤心跳兼证、劳倦内伤、黄疸、产后发热兼呕痢、内伤兼外感、内伤气喘坏证、内伤坏证、痢疾愈而复坏、噤口痢坏症、瘟疫、气喘兼肿胀、呕吐、内伤肝病、气喘坏症、肝病兼证、目疾、内伤肝肾、唇口焦黑、足不能落地、痰喘、腿膝肿痛等，“经验方法一百二十余方”所涉又有时证发瘫、虚损午后潮热、胸痹、疝气、头风、痧秽腹痛、癫狂、湿热、伤暑、头风耳痛、中风不语、肾厥、秋暑、时证、三阳痢、手臂酸痛浮肿、痢后癃闭、虚损吐血、手足痠软、背痛手痠、身热呕恶、失语等，可知徐守愚医案大致以杂病为主，兼及瘟疫、外感、妇科病、胎前病、产后病、眼科、喉科等。

徐子廖承乃父之学，书中“附案一十九证”系徐子廖认为“病奇而方弗奇，证险而药弗峻”者，因而亦有特色，“室女捏鼻奇证”“叩头奇证”等案则属临证鲜见，至于“剡西李马家马登甫病内伤死于信邪案”，反映了医与巫之间斗争的事实。

徐氏父子尊崇经典，常引《内经》《本经》《伤寒论》《金匮要略》原文论说医理，如“马仁村凤山胞妹石瘕坏证治略”称：“此证病因治法，俱详《内经》。其曰：寒气客于子门，子门闭塞，气不得通，恶血当泻不泻，衃以留止，日以益大，状如怀子，月事不以时下，皆生于女子，病因也；其曰：可导而下者，治法也。”引《神农本草经》以论说用药，如“新昌西坑陈师嵛妻与子一时同病异证治略”称“览《本经》黄芪有补虚以及小儿百病之训，所以用之得当耳”。徐氏父子崇尚张仲景，称之为“仲圣”，遇证多用经方，如“新昌俞昂青虚损症治略”用桂枝汤，“嵊城盐业店主汪某久病治案”用张仲景饮邪当以温药和之法，“新昌西庚陈师崙母病治案”用人参四逆汤（即四逆加人参汤），“剡西太平镇邢匡超虚损坏证治案”用小青龙汤，“剡南上杨村青霞后母炙脔症治案”用半夏厚朴汤，“新昌舒臣心劳倦内伤证治略”用炙甘草汤，“目痛鼻干治案”用葛根汤等。“马仁村马亦宾乃室产后发热兼呕痢证”更称：“按《金匮》云：妇人乳中虚，烦乱呕逆，安中益气，竹皮大丸主之。其言乳中虚者，以乳子之妇阴血不足，而胃中亦虚，故病烦乱呕逆。经云：阴者中之守也，如此证阴虚不能恋阳，则阳无所丽，浮散于外，而发热亦阴虚不能胜阳，所以气逆则上呕，气陷则下痢，种种见证，皆由中气。亦惟以竹皮大丸，石膏易半夏，加炮姜，庶几得当，此外别无良法。”

徐氏父子尊崇喻嘉言，论案多称引其说，如“东阳李某口㖞证治案”称：“思喻氏《医门法律》中风口眼㖞斜，左急右缓，三圣散，右急左缓，匀气散，立法分别左右，其大旨可以类推。”“嵊城丁惠风乃室单腹胀治案”称：“昔喻氏立治胀三法，曰培养，曰招纳，曰解散。此证以解散为主，但其药峻而功大，所患者病家信之不笃耳。”“新昌竹潭村丁培芬乃室肿胀病治案”称：“肿胀，自春至夏日甚一日，不得起床者已月余矣。迩来更加午后潮热，一得饮食即饱闷莫容，按脉两手浮弱而涩，腹如抱瓮。此正喻氏所云中州之地久窒四运之机，而清者不升，浊者不降，互相积聚，牢不可破，固非寻常消肿宽胀之药所能愈，所以喻氏高出手眼，立治肿胀三法，三曰解散，意在开天户，转地轴，使上下一气，复天地运行之常，而闭塞可通。愚揣目下病情，舍此其无别法。”“剡东下王村童梅坪内伤兼外感治略”称：“懋才童梅坪，余之莫逆友也，其人平素品望甚隆，凡乡里鼠牙相争者，莫不赖其一言以解纷。昔喻嘉言先生所谓形乐而志苦者，即其人矣。”结合《医案梦记》因徐守愚梦中得见喻嘉言而成书，徐氏对喻嘉言之崇敬可谓深而且隆。

总 书 目

医　　经

内经博议

内经提要

内经精要

医经津渡

素灵微蕴

难经直解

内经评文灵枢

内经评文素问

内经素问校证

灵素节要浅注

素问灵枢类纂约注

清儒《内经》校记五种

勿听子俗解八十一难经

黄帝内经素问详注直讲全集

基础理论

运气商

运气易览

医学寻源

医学阶梯

医学辨正

病机纂要

脏腑性鉴

校注病机赋

内经运气病释

松菊堂医学溯源

脏腑证治图说人镜经

脏腑图书症治要言合璧

伤寒金匮

伤寒考

伤寒大白

伤寒分经

伤寒正宗

伤寒寻源

伤寒折衷

伤寒经注

伤寒指归

伤寒指掌

伤寒选录

伤寒绪论

伤寒源流

伤寒撮要

伤寒缵论

医宗承启

桑韩笔语

伤寒正医录

伤寒全生集

伤寒论证辨

伤寒论纲目

伤寒论直解

伤寒论类方
伤寒论特解
伤寒论集注（徐赤）
伤寒论集注（熊寿试）
伤寒微旨论
伤寒溯源集
订正医圣全集
伤寒启蒙集稿
伤寒尚论辨似
伤寒兼证析义
张卿子伤寒论
金匮要略正义
金匮要略直解
高注金匮要略
伤寒论大方图解
伤寒论辨证广注
伤寒活人指掌图
张仲景金匮要略
伤寒六书纂要辨疑
伤寒六经辨证治法
伤寒类书活人总括
张仲景伤寒原文点精
伤寒活人指掌补注辨疑

诊　　法

脉微
玉函经
外诊法
舌鉴辨正
医学辑要
脉义简摩
脉诀汇辨
脉学辑要
脉经直指
脉理正义
脉理存真
脉理宗经
脉镜须知
察病指南
崔真人脉诀
四诊脉鉴大全
删注脉诀规正
图注脉诀辨真
脉诀刊误集解
重订诊家直诀
人元脉影归指图说
脉诀指掌病式图说
脉学注释汇参证治

针灸推拿

针灸节要
针灸全生
针灸逢源
备急灸法
神灸经纶
传悟灵济录
小儿推拿广意
小儿推拿秘诀
太乙神针心法
杨敬斋针灸全书

本　　草

药征
药鉴
药镜
本草汇
本草便
法古录
食品集
上医本草
山居本草
长沙药解
本经经释
本经疏证
本草分经
本草正义
本草汇笺
本草汇纂
本草发明
本草发挥
本草约言
本草求原
本草明览
本草详节
本草洞诠
本草真诠
本草通玄
本草集要
本草辑要
本草纂要
药性提要
药征续编
药性纂要
药品化义
药理近考
食物本草
食鉴本草
炮炙全书
分类草药性
本经序疏要
本经续疏
本草经解要
青囊药性赋
分部本草妙用
本草二十四品
本草经疏辑要
本草乘雅半偈
生草药性备要
芷园臆草题药
类经证治本草
神农本草经赞
神农本经会通
神农本经校注
药性分类主治
艺林汇考饮食篇
本草纲目易知录
汤液本草经雅正
新刊药性要略大全
淑景堂改订注释寒热温平药性赋
用药珍珠囊　珍珠囊补遗药性赋

方　书

医便
卫生编
袖珍方
仁术便览
古方汇精
圣济总录
众妙仙方
李氏医鉴
医方丛话
医方约说
医方便览
乾坤生意
悬袖便方
救急易方
程氏释方
集古良方
摄生总论
摄生秘剖
辨症良方
活人心法（朱权）
卫生家宝方
见心斋药录
寿世简便集
医方大成论
医方考绳愆
鸡峰普济方
饲鹤亭集方
临症经验方
思济堂方书
济世碎金方
揣摩有得集
亟斋急应奇方
乾坤生意秘韫
简易普济良方
内外验方秘传
名方类证医书大全
新编南北经验医方大成

临证综合

医级
医悟
丹台玉案
玉机辨症
古今医诗
本草权度
弄丸心法
医林绳墨
医学碎金
医学粹精
医宗备要
医宗宝镜
医宗撮精
医经小学
医垒元戎
证治要义
松厓医径
扁鹊心书
素仙简要

慎斋遗书
折肱漫录
济众新编
丹溪心法附余
方氏脉症正宗
世医通变要法
医林绳墨大全
医林纂要探源
普济内外全书
医方一盘珠全集
医林口谱六治秘书
识病捷法

温　　病

伤暑论
温证指归
瘟疫发源
医寄伏阴论
温热论笺正
温热病指南集
寒瘟条辨摘要

内　　科

医镜
内科摘录
证因通考
解围元薮
燥气总论
医法征验录
医略十三篇
琅嬛青囊要
医林类证集要
林氏活人录汇编
罗太无口授三法
芷园素社痎疟论疏

女　　科

广生编
仁寿镜
树蕙编
女科指掌
女科撮要
广嗣全诀
广嗣要语
广嗣须知
孕育玄机
妇科玉尺
妇科百辨
妇科良方
妇科备考
妇科宝案
妇科指归
求嗣指源
坤元是保
坤中之要
祈嗣真诠
种子心法
济阴近编
济阴宝筏
秘传女科

秘珍济阴

黄氏女科

女科万金方

彤园妇人科

女科百效全书

叶氏女科证治

妇科秘兰全书

宋氏女科撮要

茅氏女科秘方

节斋公胎产医案

秘传内府经验女科

儿　　科

婴儿论

幼科折衷

幼科指归

全幼心鉴

保婴全方

保婴撮要

活幼口议

活幼心书

小儿病源方论

幼科医学指南

痘疹活幼心法

新刻幼科百效全书

补要袖珍小儿方论

儿科推拿摘要辨症指南

外　　科

大河外科

外科真诠

枕藏外科

外科明隐集

外科集验方

外证医案汇编

外科百效全书

外科活人定本

外科秘授著要

疮疡经验全书

外科心法真验指掌

片石居疡科治法辑要

伤　　科

正骨范

接骨全书

跌打大全

全身骨图考正

伤科方书六种

眼　　科

目经大成

目科捷径

眼科启明

眼科要旨

眼科阐微

眼科集成

眼科纂要

银海指南

明目神验方

银海精微补

医理折衷目科

证治准绳眼科

鸿飞集论眼科

眼科开光易简秘本

眼科正宗原机启微

咽喉口齿

咽喉论

咽喉秘集

喉科心法

喉科杓指

喉科枕秘

喉科秘钥

咽喉经验秘传

养　　生

易筋经

山居四要

寿世新编

厚生训纂

修龄要指

香奁润色

养生四要

养生类纂

神仙服饵

尊生要旨

黄庭内景五脏六腑补泻图

医案医话医论

纪恩录

胃气论

北行日记

李翁医记

两都医案

医案梦记

医源经旨

沈氏医案

易氏医按

高氏医案

温氏医案

鲁峰医案

赖氏脉案

瞻山医案

旧德堂医案

医论三十篇

医学穷源集

吴门治验录

沈芊绿医案

诊余举隅录

得心集医案

程原仲医案

心太平轩医案

东皋草堂医案

冰壑老人医案

芷园臆草存案

陆氏三世医验

罗谦甫治验案

临证医案笔记

丁授堂先生医案

张梦庐先生医案

养性轩临证医案

养新堂医论读本

祝茹穹先生医印

谦益斋外科医案

太医局诸科程文格

古今医家经论汇编

莲斋医意立斋案疏

医　　史

医学读书志

医学读书附志

综　　合

元汇医镜

平法寓言

寿芝医略

杏苑生春

医林正印

医法青篇

医学五则

医学汇函

医学集成

医学辩害

医经允中

医钞类编

证治合参

宝命真诠

活人心法（刘以仁）

家藏蒙筌

心印绀珠经

雪潭居医约

嵩厓尊生书

医书汇参辑成

罗氏会约医镜

罗浩医书二种

景岳全书发挥

新刊医学集成

寿身小补家藏

胡文焕医书三种

铁如意轩医书四种

脉药联珠药性食物考

汉阳叶氏丛刻医集二种